中国营养学会
Chinese Nutrition Society

中国居民膳食营养素参考摄入量速查手册

2023版

中国营养学会　编著

DRIs

人民卫生出版社
·北　京·

图书在版编目（CIP）数据

中国居民膳食营养素参考摄入量速查手册 ：2023版 / 中国营养学会编著 . -- 北京 ：人民卫生出版社，2024. 9（2025. 3重印）. -- ISBN 978-7-117-36813-1

Ⅰ. R151.4-62

中国国家版本馆 CIP 数据核字第 2024XV1054 号

人卫智网	www.ipmph.com	医学教育、学术、考试、健康，购书智慧智能综合服务平台
人卫官网	www.pmph.com	人卫官方资讯发布平台

中国居民膳食营养素
参考摄入量速查手册（2023 版）
Zhongguo Jumin Shanshi Yingyangsu
Cankao Sheruliang Sucha Shouce（2023 Ban）

编　　著：中国营养学会
出版发行：人民卫生出版社（中继线 010-59780011）
地　　址：北京市朝阳区潘家园南里 19 号
邮　　编：100021
E - mail：pmph @ pmph.com
购书热线：010-59787592　010-59787584　010-65264830
印　　刷：鸿博睿特（天津）印刷科技有限公司
经　　销：新华书店
开　　本：710 × 1000　1/16　　印张：5.5
字　　数：96 千字
版　　次：2024 年 9 月第 1 版
印　　次：2025 年 3 月第 2 次印刷
标准书号：ISBN 978-7-117-36813-1
定　　价：39.00 元
打击盗版举报电话：010-59787491　E-mail：WQ @ pmph.com
质量问题联系电话：010-59787234　E-mail：zhiliang @ pmph.com
数字融合服务电话：4001118166　E-mail：zengzhi @ pmph.com

《中国居民膳食营养素参考摄入量（2023版）》

专家委员会

主任委员

杨月欣	教授	中国疾病预防控制中心营养与健康所

副主任委员

马爱国	教授	青岛大学
孙长颢	教授	哈尔滨医科大学
杨晓光	教授	中国疾病预防控制中心营养与健康所
丁钢强	教授	中国疾病预防控制中心营养与健康所
马冠生	教授	北京大学
常翠青	研究员	北京大学第三医院

委员（按姓氏拼音排序）

陈　雁	教授	中国科学院上海营养与健康研究所
杜松明	研究员	中国营养学会
郭长江	研究员	军事医学研究院环境医学与作业医学研究所
韩军花	研究员	中国营养学会
黄国伟	教授	天津医科大学
赖建强	研究员	中国疾病预防控制中心
李　铎	教授	青岛大学
李　颖	教授	哈尔滨医科大学
李增宁	主任医师	河北医科大学第一医院
凌文华	教授	中山大学
刘烈刚	教授	华中科技大学
马玉霞	教授	河北医科大学

糜漫天	教授	陆军军医大学
孙桂菊	教授	东南大学
孙建琴	教授	复旦大学附属华东医院
汪之顼	教授	南京医科大学
王　竹	研究员	中国疾病预防控制中心营养与健康所
王友发	教授	西安交通大学
肖　荣	教授	首都医科大学
杨丽琛	研究员	中国疾病预防控制中心营养与健康所
于　康	主任医师	北京协和医院
张立实	教授	四川大学
朱善宽	教授	浙江大学

《中国居民膳食营养素参考摄入量速查手册（2023版）》主要执笔人

杨月欣　韩军花　蒋　燕　席元第　李　程　汪求真　刘培培

前 言

膳食营养素参考摄入量（dietary reference intakes，DRIs）是衡量群体与个体膳食营养素摄入量是否适宜的参考标准，也是指导居民平衡膳食、合理营养、预防营养不足和营养相关慢性病的科学证据，更是制定国家营养政策及食物发展规划的重要依据。

我国于1938年首次发布《中国民众最低限度之营养需要》，2023年9月发布最新版，即《中国居民膳食营养素参考摄入量（2023版）》。早在2020年，中国营养学会就将修订《中国居民膳食营养素参考摄入量》列为重点任务，成立了专家委员会（主任委员：杨月欣；副主任委员：马爱国、孙长颢、杨晓光、丁钢强、马冠生、常翠青）、顾问组（组长：程义勇）以及技术工作组、审校工作专家组和秘书组等，为此次修订工作奠定了坚实的组织结构基础。组织编制了《修订工作手册》和系列技术工作资料，确定了修订的基本原则、修订技术方法和程序，研究及确定了DRIs基础数据和重要概念。此次修订历时三年，上百名专家参与其中，最终完成了《中国居民膳食营养素参考摄入量（2023版）》。原著全书共90万字，内容分为三篇：概论篇、能量与营养素篇、水和其他膳食成分篇，涵盖了不同性别、20个不同生命阶段人群的膳食能量、52种营养素、水、膳食纤维和23种其他膳食成分。

《中国居民膳食营养素参考摄入量（2023版）》核心是不同生命阶段人群70余种营养成分EAR、RNI、AI和UL的近千个推荐数值，因此中国营养学会特别组织编写了《中国居民膳食营养素参考摄入量速查手册（2023版）》，主要介绍了DRIs的基本概念、本次修订的主要基础数据、研究方法和主要修订内容等，最主要的是清晰列出了各营养素和其他膳食成分的速查表及其相关说明，让DRIs能够得到最广泛的应用。速查手册忠于原著，方便查阅和携带，是工作、教学的好助手。希望速查手册的出版对广大读者的日常工作有所助益。如需要更详尽地学习和阅读，请参考《中国居民膳食营养素参考摄入量（2023版）》原著。

《中国居民膳食营养素参考摄入量（2023版）》专家委员会　主任委员

中国营养学会第十届理事会　理事长

亚洲营养学会联合会　主席

杨月欣

2024年7月

目录

DRIs

一、膳食营养素参考摄入量的基本概念

膳食营养素参考摄入量（dietary reference intakes，DRIs）是为了保证健康个体和群体合理摄入营养素，避免缺乏和过量，推荐的每日平均营养素摄入量的一组科学参考值或标准。与《中国居民膳食营养素参考摄入量（2013版）》（2013版DRIs）相比，2023版DRIs仍然保留七个指标，其中，平均需要量（estimated average requirement，EAR）、推荐摄入量（recommended nutrient intake，RNI）、适宜摄入量（adequate intake，AI）、可耐受最高摄入量（tolerable upper intake level，UL）和宏量营养素可接受范围（acceptable macronutrient distribution range，AMDR）的概念保持不变，预防非传染性慢性疾病的建议摄入量（proposed intake for preventing non-communicable chronic diseases，PI-NCD）和特定建议值（specific proposed level，SPL）的概念进行了适当修订。PI-NCD中文修订为“降低膳食相关非传染性疾病风险的建议摄入量”，英文修订为“proposed intake for reducing the risk of diet-related non-communicable diseases”，英文缩写仍采用PI-NCD，简称建议摄入量（PI），概念修订为“是以膳食相关非传染性疾病一级预防为目标，提出的必需营养素每日摄入量（水平），当慢性非传染性疾病（non-communicable chronic disease，NCD）易感人群该营养素的摄入量达到PI，可降低其发生风险”。SPL的概念修订为“是以降低成年人膳食相关非传染性疾病风险为目标，提出的其他膳食成分的每日摄入量，当该成分的摄入量达到SPL，可能有利于降低疾病的发生风险或死亡率”。

2023版DRIs中七个指标的具体概念如下。

（一）平均需要量

平均需要量（estimated average requirement，EAR）是指某一特定性别、年龄及生理状况群体中个体对某营养素需要量的平均值。按照EAR水平摄入营养素，根据某些指标判断可以满足某一特定性别、年龄及生理状况群体中50%个体需要量的摄入水平，不能满足另外50%个体对该营养素的需要。

EAR是制定推荐摄入量（recommended nutrient intake，RNI）的基础，也可用于评价或计划群体的膳食摄入量，或判断个体某营养素摄入量不足的可能性。由于某些营养素的研究尚缺乏足够的个体需要量资料，因此并非所有营养素都能制定EAR。

（二）推荐摄入量

推荐摄入量（recommended nutrient intake，RNI）是指可以满足某一特定性别、年龄及生理状况群体中绝大多数个体（97%~98%）需要量的某种营养素摄入水平。长期按 RNI 水平摄入营养素，可以满足机体对该营养素的需要，维持组织中适当的营养素储备和机体健康。RNI 相当于传统意义上的推荐膳食营养素参考摄入量（recommended dietary allowance，RDA）。RNI 的主要用途是作为个体每日摄入该营养素的目标值。

RNI 是根据某一特定人群中体重在正常范围内的个体需要量而设定的。对个别身高、体重超过正常范围较多的个体，可能需要按每千克体重的需要量调整其 RNI。

能量需要量（estimated energy requirement，EER）是指能长期保持良好的健康状态、维持良好的体型、机体构成以及理想活动水平的个体或群体，达到能量平衡时所需要的膳食能量摄入量。

群体的能量推荐摄入量直接等同于该群体的 EER，而不是像蛋白质等其他营养素那样等于“EAR+2 倍标准差”。所以能量的推荐摄入量不用 RNI 表示，而使用另一个术语“能量需要量（EER）”表示推荐的人体能量摄入量。

EER 的制定需考虑性别、年龄、体重、身高和身体活动水平。成人 EER 的定义为：一定年龄、性别、体重、身高和身体活动水平的健康群体中，维持能量平衡所需要摄入的膳食能量。儿童 EER 的定义为：一定年龄、体重、身高、性别的个体（3 岁以上儿童），维持能量平衡和正常生长发育所需要的膳食能量摄入量。对于孕妇，EER 包括胎儿发育所需要的能量；对于乳母，EER 还需要加上泌乳的能量需要量。

（三）适宜摄入量

适宜摄入量（adequate intake，AI）是指通过观察或试验获得的健康群体某种营养素的摄入量。当某种营养素的个体需要量研究资料不足而不能制定 EAR，从而无法推算 RNI 时，可通过设定 AI 来代替 RNI。例如纯母乳喂养的足月产健康婴儿，从出生至 6 月龄，其营养素全部来自母乳，故摄入母乳中营养素的量即是婴儿所需各种营养素的 AI。AI 的主要用途是作为个体营养素摄入量的目标。

AI 和 RNI 的相似之处是，两者都可以作为目标群体中个体营养素摄入量的目标，可以满足该群体中几乎所有个体的需要。但值得注意的是，AI 的准确性远不如 RNI，且可能高于 RNI，因此，使用 AI 作为推荐标准时要比使用 RNI 更加谨慎。

（四）可耐受最高摄入量

可耐受最高摄入量（tolerable upper intake level，UL）是指平均每日摄入营养素或其他膳食成分的最高限量。“可耐受”是指这一摄入水平在生物学上一般是可以耐受的。对一般群体来说，摄入量达到 UL 水平对几乎所有个体均不致健康损害，但并不表示达到此摄入水平对健康是有益的。对大多数营养素而言，健康个体的摄入量超过 RNI 或 AI 水平并不会产生益处，UL 并不是一个建议的摄入水平。目前有些营养素还没有足够的资料来制定 UL，所以对于没有 UL 的营养素并不意味着过多摄入这些营养素没有潜在的危险。

（五）宏量营养素可接受范围

蛋白质、脂肪和碳水化合物都属于在体内代谢过程中能够产生能量的营养素，因此被称为产能营养素，又因为摄入量较大，也称宏量营养素。它们属于人体的必需营养素，但摄入过量又可能导致机体能量储存过多，增加慢性病发生风险。

宏量营养素可接受范围（acceptable macronutrient distribution range，AMDR）指脂肪、蛋白质和碳水化合物理想的摄入量范围，该范围可以提供这些必需营养素的需要，并且有利于降低慢性病的发生风险，常用占能量摄入量的百分比表示。

AMDR 的关键特征是适宜摄入量范围值，具有下限和上限，即被认为对健康有预期影响的最低或最高阈值。如果一个人的摄入量低于或高于此范围，则可能会增加慢性病的发生风险，从而影响长期健康。

（六）降低膳食相关非传染性疾病风险的建议摄入量

慢性非传染性疾病（non-communicable chronic disease，NCD）也称慢性病，以肥胖、糖尿病、心血管疾病、恶性肿瘤、呼吸系统疾病等为代表。这些疾病的共同危险因素是长期膳食模式不合理、身体活动不足以及其他不良生活方式等，因此也称为膳食相关非传染性疾病（diet-related non-communicable disease）。

降低膳食相关非传染性疾病风险的建议摄入量（proposed intake for reducing the risk of diet-related non-communicable diseases，PI-NCD），简称建议摄入量（PI），是以膳食相关非传染性疾病一级预防为目标，提出的必需营养素每日摄入量（水平）。当 NCD 易感人群该营养素的摄入量达到 PI，可降低其发生风险。

（七）特定建议值

特定建议值（specific proposed level，SPL）是以降低成年人膳食相关非传染性疾病风险为目标，提出的其他膳食成分（other dietary components）的每日摄入量(水平)。当该成分的摄入量达到SPL，可能有利于降低疾病的发生风险或死亡率。

图1描述了膳食营养素摄入量四个水平的关系，以及摄入不足或过量的风险。

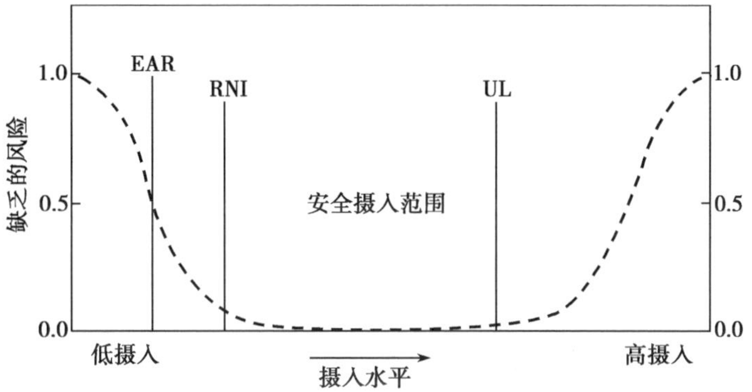

图1　营养素安全摄入范围的示意图

DRIs

二、膳食营养素参考摄入量修订所使用的基础数据

DRIs 制修订需要使用中国居民基础数值推导或计算，包括年龄分组、体重身高代表值、生长系数、营养素的变异系数、营养素的不确定系数、身体活动水平、中国母乳营养成分参考值、妊娠期妇女体重增长推荐值。

2023 版 DRIs 修订所使用各部分基础数值如下。

（一）年龄分组

1. 1 岁以下　每 6 个月分一个年龄组（0 岁 ~、0.5 岁 ~ ）。

2. 幼儿、儿童、青少年　原则上每 3 岁分一个年龄组，同时基于对中国儿童和青少年生长速度和生理特征的分析等，参考儿科学和体质监测数据以及国际惯例，分为 1 岁 ~、4 岁 ~、7 岁 ~、9 岁 ~、12 岁 ~、15 岁 ~。

3. 成人　分为 18 岁 ~、30 岁 ~、50 岁 ~、65 岁 ~、75 岁 ~。

此外，在生命周期中有特殊营养需求的孕期和哺乳期仍按照 2013 版 DRIs 的分层。

（二）体重身高代表值

性别、年龄和体重不同的个体或群体对营养素的需要量不同，往往主要依据体重的差别确定营养素需要量。由一个群体的营养素需要量推导另一群体时，也同样需要准确的代表性身高体重。

制定身高体重代表值，通常有两种方法，一是使用健康体重[体质指数（body mass index，BMI）标准范围中间值]作为各年龄组健康成年人群的代表体重，选择国家标准或国际标准作为儿童的代表体重；二是本国实际调查的不同人群数据资料的平均数值。例如美国在 19~30 岁采用体重身高实际调查值确定需要量，DRIs 报告中使用的参考 BMI 为男性 $22.5kg/m^2$、女性 $21.5kg/m^2$。$22.5kg/m^2$ 是参考当时美国疾病预防控制中心和国家卫生统计中心（CDC/NCHS）全国生长曲线数据中 19 岁人群 BMI 的中位数，青少年为实测值。澳大利亚和新西兰营养素参考值（nutrient reference value，NRV）采用全国调查数据平均数（非中位数）作为参考体重，因此其成年人参考体重比美国高 3~4kg。

中国居民年龄、性别分组及各年龄段的体重身高代表值的制定方法如下。

1. 0~4 岁　依据世界卫生组织（World Health Organization，WHO）0~5 岁儿童生长发育标准，各年龄组代表值选取该年龄区间的中间时间点身高（身长）、体重对应的值。

2. 5~17 岁　依据 2016—2017 年中国儿童与乳母营养健康监测人群性别、

各年龄区间对应的身高、体重的中位数（5~17 岁），以及 2014 年全国学生体质调研汉族学生身高、体重中位数（6~17 岁）。

3. 18 岁及以上 成年后，年龄与体重相关没有根据，因此不同于青少年详细的年龄分组。依据 2015 年中国成人慢性病与营养监测数据中该性别年龄区间健康人群身高中位数，18~49 岁人群按照 BMI=22.5kg/m^2，50 岁及以上人群按照 BMI=23kg/m^2，推算参考体重值。

4. 能量的参考体重和身高，同上述原则一致。美国 DRIs 专家组计算能量时，使用 BMI=18.5kg/m^2 和 BMI=24.99kg/m^2 两个值计算参考体重值，分别提供了正常体重范围内的上限和下限 BMI 人群的不同 EER。以上原则确定后，各性别年龄组的体重、身高参考值再分别以 0.5kg 和 0.5cm 为单位进行简化和修约。计算能量及营养素以及根据一个群体的 DRIs 推导另一群体的 DRIs 时，使用的各年龄段的体重和身高代表值见表 1 和表 2。与 2013 版 DRIs 的体重代表值相比，表现出 6 岁、11~17 岁升高，18 岁之后下降的趋势，儿童青少年时期身高也显著增加。

表 1　儿童和成人参考体重代表值

年龄/岁	男性/kg	女性/kg	年龄/岁	男性/kg	女性/kg
0~	6.0	5.5	9~	32.0	29.5
0.5~	9.0	8.5	10~	35.5	34.0
1~	11.0	10.5	11~	40.0	38.5
2~	13.5	13.0	12~	50.0	46.5
3~	15.5	15.0	15~	59.5	51.5
4~	17.5	17.0	18~	65.0	56.0
5~	19.5	19.0	30~	63.0	55.0
6~	22.5	21.5	50~	63.0	55.0
7~	25.5	24.0	65~	61.0	53.0
8~	28.5	26.5	75~	60.5	51.5

表 2　儿童和成人参考身高代表值

年龄/岁	男性/cm	女性/cm	年龄/岁	男性/cm	女性/cm
0~	60.0	58.5	9~	137.0	136.0
0.5~	71.5	69.5	10~	142.0	142.5
1~	82.0	80.0	11~	148.0	149.5
2~	91.5	90.5	12~	162.0	157.0
3~	99.5	98.5	15~	171.5	160.0
4~	106.5	105.5	18~	170.0	158.0
5~	113.0	112.0	30~	167.5	156.5
6~	121.0	120.0	50~	165.5	155.0
7~	126.0	125.0	65~	163.0	152.0
8~	132.0	130.5	75~	162.0	149.5

制定 DRIs 时，个别营养素可能需要使用合并年龄分组的体重身高代表值，具体数值如下。

【男性】1~3岁：13.5kg，91.5cm；4~6岁：19.5kg，113.0cm；7~8岁：27.0kg，129.0cm；9~11岁：35.5kg，142.0cm；12~14岁：50.0kg，162.0cm；15~17岁：59.5kg，171.5cm。

【女性】1~3岁：13.0kg，90.5cm；4~6岁：19.0kg，112.0cm；7~8岁：25.0kg，128.0cm；9~11岁：34.0kg，142.5cm；12~14岁：46.5kg，157.0cm；15~17岁：51.5kg，160.0cm。

（三）生长系数

正常生长反映了整体健康和营养状况。各年龄组的生长系数是采用 FAO（联合国粮食及农业组织）/WHO（世界卫生组织）/UNU（联合国大学）1985 年根据所需蛋白质的大概比例提出的（表 3）。对于儿童膳食营养素推荐摄入量的制定，研究资料不足时，通常参考体重和各年龄组生长系数对其进行推导。2006 年和 2007 年，WHO 相继发表了儿童生长标准（child growth standards）和儿童生长参考（child growth reference），但没有发现有关生长系数的新研究或发布，所以继续沿用下表。

表 3　各年龄组的生长系数

年龄/岁	生长系数	年龄/岁		生长系数
0.5~	0.30	14~*	男性	0.15
4~	0.15		女性	0.00
9~	0.15	18~		0.00

注:* 在不分性别的情况下,“14~<18 岁”个体的生长系数按平均值 0.075 计算。

(四) 营养素的变异系数

变异系数(coefficient of variation,*CV*)代表了一个年龄段人群一段时间内营养素摄入量的离散程度。制定 RNI 时,如果资料不充分,不能计算标准差(standard deviation,*SD*),但数据符合正态分布或对称分布时,可使用 *CV* 计算 *SD*,即 *SD*=*CV*×EAR。

根据不同营养素 EAR 推算 RNI 时使用的变异系数见表 4。

表 4　由 EAR 推算 RNI 时使用的变异系数

营养素	*CV*	计算系数
维生素 D、维生素 B_1、维生素 B_2、维生素 B_6、维生素 B_{12}、叶酸、烟酸、维生素 C、钙、磷、镁、锌、硒、钼	10%	1.2
蛋白质	12.5%	1.25
铁(7 岁~,排除 18~49 岁非孕期女性)、铜	15%	1.3
维生素 A、碘、铁(0.5~6 岁)	20%	1.4
铁(18~49 岁非孕期女性)	25%	1.5
维生素 D(65 岁及以上)	40%	1.8

(五) 营养素的不确定系数

一些可耐受最高摄入量(UL)研究来自人或动物。在确定未观察到有害作用剂量(no observed adverse effect level,NOAEL)或基准摄入量(benchmark intake,BI)后,需要根据研究数据来源,进行不确定性因子调整。例如从动物外推到人体,一般不确定系数(uncertainty factor,UF)较大。从成年人推算到儿童、孕妇时,常根据代谢体重比计算。计算通式:UL=NOAEL(或 LOAEL、BI)/UF。成年人的 UF 通常为 1~10,使用的 UF 见表 5。由于婴儿资料很少,且本身处理化学物质的能力较弱,本次制定的婴儿 UL 很少。

表 5 计算 UL 时使用的不确定系数

根据 NOAEL 计算的营养素	UF	根据 LOAEL 计算的营养素	UF
铁（12~17 岁）、碘、锰、钙、维生素 E	1.0	铁、维生素 C、烟酸	1.5
铁（7~11 岁）、硒（婴儿）、铜、钼、磷	1.2	胆碱	2.0
铁（4~6 岁）	1.4	维生素 A、叶酸	5.0
维生素 A（孕妇、乳母）、硒、锌	1.5	维生素 A（婴儿）	10.0
铁（1~3 岁）	1.6		
维生素 D、大豆异黄酮	2.0		
烟酰胺、维生素 B_6	5.0		
叶黄素	500		
植物甾醇	100		

（六）身体活动分级

在制定成年人身体活动水平（physical activity level，PAL）时应考虑实测人群低体重、超重和肥胖的情况，2023 版 DRIs 修订将可获得的在中国开展的双标水法测量的总能量消耗（total energy expenditure，TEE）数据与气体代谢法测量的基础代谢率（basal metabolic rate，BMR）数据研究合并，排除 BMI<18.5kg/m^2 和 BMI≥24.0kg/m^2 的研究对象，计算 PAL 均数和标准差，最终使用的 PAL 三级标准分别为 1.40、1.70 和 2.00（表 6）。65 岁以上老年人没有高强度身体活动水平。

表 6 中国成人身体活动水平三级划分

分级	PAL
Ⅰ级，低强度	1.40
Ⅱ级，中等强度	1.70
Ⅲ级，高强度	2.00

（七）中国母乳营养成分参考值

本次中国母乳营养成分参考值制定的数据来源于中国 6 481 份母乳成分的实验室实测数据、国内文献数据、国外文献数据，DRIs 母乳营养成分工作组采用一致的工作程序，对文献数据进行处理和分析，特别是所用数据库，经过乳汁分期、样本采集、检测方法和实验数据筛选，具有较好的一致性和数据质量。

母乳成分实验室实测数据包含 15~180 天成熟乳的检测结果。实测数据如果呈正态分布，用平均数；如果呈非正态分布，用中位数。中国母乳泌乳量：0~6 月龄婴儿母亲泌乳量（mL）按每天 750.0mL（780g）计算。结合修约规则和文献参考，给出母乳营养素含量的合理建议值（表 7）。

表 7　中国母乳营养成分参考值（2022 年）

营养素	推荐值	营养素	推荐值
能量/（$kcal \cdot L^{-1}$）	630.0	碳水化合物/（$g \cdot L^{-1}$）	70.0*
蛋白质/（$g \cdot L^{-1}$）	12.0	脂肪/（$g \cdot L^{-1}$）	34.0
ALA/（%FA）	1.8	LA/（%FA）	18.0
DHA/（%FA）	0.30	EPA/（%FA）	0.05
维生素 A/（$\mu g \cdot L^{-1}$）	400.0	钙/（$mg \cdot L^{-1}$）	270.0
维生素 B_6/（$mg \cdot L^{-1}$）	0.08	钠/（$mg \cdot L^{-1}$）	110.0
泛酸/（$mg \cdot L^{-1}$）	2.2	镁/（$mg \cdot L^{-1}$）	25.0
维生素 K/（$\mu g \cdot L^{-1}$）	2.50	锌/（$mg \cdot L^{-1}$）	2.0
维生素 B_1/（$mg \cdot L^{-1}$）	0.18	铜/（$mg \cdot L^{-1}$）	0.30
维生素 B_{12}/（$\mu g \cdot L^{-1}$）	0.42	铬/（$\mu g \cdot L^{-1}$）	0.252
维生素 D/（$\mu g \cdot L^{-1}$）	2.0	碘/（$\mu g \cdot L^{-1}$）	112.0
维生素 E/（$mg\ \alpha\text{-}TE \cdot L^{-1}$）	2.50	氯/（$mg \cdot L^{-1}$）	318.3
维生素 B_2/（$mg \cdot L^{-1}$）	0.50	磷/（$mg \cdot L^{-1}$）	140.0
烟酸/（$mg \cdot L^{-1}$）	1.00	钾/（$mg \cdot L^{-1}$）	490.0
生物素/（$\mu g \cdot L^{-1}$）	8.5	铁/（$mg \cdot L^{-1}$）	0.30
维生素 C/（$mg \cdot L^{-1}$）	50.0	硒/（$\mu g \cdot L^{-1}$）	11.0
叶酸/（$\mu g \cdot L^{-1}$）	87.0	锰/（$mg \cdot L^{-1}$）	0.01
胆碱/（$mg \cdot L^{-1}$）	160	钼/（$\mu g \cdot L^{-1}$）	4.0
		氟/（$mg \cdot L^{-1}$）	0.008

注：* 乳糖实测值。

FA：脂肪酸；ALA：α-亚麻酸；LA：亚油酸；DHA：二十二碳六烯酸；EPA：二十碳五烯酸；α-TE：α-生育酚当量。

（八）妊娠期妇女体重增长推荐值

2022 年 7 月 28 日国家卫生健康委发布 WS/T 801—2022《妊娠期妇女体重增长推荐值标准》，2022 年 10 月 1 日起正式实施。该标准基于我国多中心的孕期体重专项调查和临床数据，形成总样本量为10万余例的数据库，以中国成人体质指数为切点，分别给予在不同孕前体质指数情况下，单胎妊娠妇女体重增长范围以及妊娠中期和妊娠晚期每周体重增长推荐值（表8）。

表8　妊娠期妇女体重增长范围以及妊娠中期和妊娠晚期每周体重增长推荐值

妊娠前体质指数分类	总增长范围（kg）	妊娠早期增长范围（kg）	妊娠中期和妊娠晚期每周体重增长值及范围（kg/周）
低体重（BMI<18.5kg/m^2）	11.0~16.0	0~2.0	0.46（0.37~0.56）
正常体重（18.5≤BMI<24.0kg/m^2）	8.0~14.0	0~2.0	0.37（0.26~0.48）
超重（24.0≤BMI<28.0kg/m^2）	7.0~11.0	0~2.0	0.30（0.22~0.37）
肥胖（BMI≥28.0kg/m^2）	5.0~9.0	0~2.0	0.22（0.15~0.30）

DRIs

三、2023版膳食营养素参考摄入量修订情况

2023 版 DRIs 修订按照科学性、先进性、整体性、延续性的基本原则，结合当前营养与慢性病的国内外研究进展，在更多地增加以中国居民为对象的研究结果以及最新中国居民营养与健康调查数据的基础上，首次针对年龄分组、体重身高代表值、身体活动水平、中国母乳营养成分参考值、妊娠期妇女体重增长推荐值等，制定或修订了基础参考数值。

（一）DRIs 数值修订情况

2023 版 DRIs 涉及 20 个年龄组及孕妇乳母的需要量数值，涵盖 EAR、RNI、AI、UL、AMDR、PI-NCD 及 SPL，其中推荐了钠、钾和维生素 C 的 PI-NCD，对于水、膳食纤维和 23 种其他膳食成分，为其中 13 种制定了成年人 SPL 或 UL。其修订依据主要来自研究进展、制定方法或推导公式、新的调查数据、母乳营养成分新数据、体重代表值、计算系数等变化所带来的数值改变。

简单总结 2023 版 DRIs 的主要数值修订情况如下。

1. 由于新的证据和方法学变化导致数值变化或新增：能量、蛋白质、碳水化合物、维生素 A、烟酸、钙、锌、碘、铬、钼、氟、水和多个其他成分。

2. 由于母乳营养素含量变化和新膳食调查结果导致的变化或新增的营养素：碳水化合物、脂肪、钠、钾、钙、磷、锌、钼、维生素 E、维生素 B_6、烟酸等。

3. 由于基础参考数值变化而导致的变化：例如身高体重变化导致数值变化的能量和营养素：能量、磷、镁、铁、碘、锌、硒、铜、氟、钼、维生素 A、B 族维生素、维生素 C、泛酸、叶酸等；年龄分组导致数值变化的营养素：蛋白质、钾、钠、镁、铁、锌、硒等矿物质，维生素 A、维生素 D、维生素 E、维生素 K 以及水溶性维生素等。

（二）各组 DRIs 概览

1. 能量 成年人（包括老年人）的能量需要量（estimated energy requirement，EER）采用要因加算法进行计算，公式为：

$$EER = 基础代谢率（BMR）\times 身体活动水平（PAL）$$

18~49 岁年龄组采用中国体重正常人群实测数据推算 BMR，50~64 岁、65~74 岁和 75 岁以上年龄组的 BMR 较 18~49 岁年龄组分别下调 5%、7.5% 和 10%。PAL 采用中国正常体重人群实测数据的均数和标准差计算，Ⅰ、Ⅱ、Ⅲ级分别为 1.40、1.70 和 2.00。儿童青少年 EER 同样采用要因加算法计算，同时考虑生长发育所需的能量。孕妇的额外能量需要基于体重的增加和组织的增长计算。乳母的额外能量需要按乳汁分泌所需的能量计算。婴儿按体重增长估算 EER。

2. 宏量营养素 根据近年来采用稳定同位素示踪技术对老年人蛋白质需

要量的研究结果，2023 版 DRIs 修订了我国 65 岁及以上老年人蛋白质需要量，RNI 由 2013 版 DRIs 的 0.98g/(kg·d)提高至 1.17g/(kg·d)。按照代谢体重法结合蛋白质供能比推算，微调了青少年群体的蛋白质参考摄入量。此外，2023 版 DRIs 还提出了蛋白质 AMDR。

近年来，我国居民膳食脂肪供能比持续上升，突破了 2013 版 DRIs 所推荐的 30%E 上限，但基于近 10 年的研究证据，2023 版 DRIs 成年人膳食脂肪 AMDR 仍然保持 20%E~30%E，老年人、儿童青少年、孕妇和乳母与成年人相同。对于一些脂肪酸的 AI 进行了修订，0~6 月龄婴儿亚油酸、α-亚麻酸的 AI 值分别增加至 8.0%E 和 0.90%E。另外，新增了 3~17 岁儿童青少年 EPA+DHA 的 AI。

根据成年人每日大脑对碳水化合物的需要量，推荐碳水化合物 EAR 为 120g/d，与 2013 版 DRIs 一致。孕妇和乳母按能量摄入量的增加，孕早期、孕中期、孕晚期分别增加 10g、20g、35g，乳母增加 50g。从预防营养相关疾病需求和三大宏量营养素适宜供能比考虑，建议 1 岁以上人群碳水化合物 AMDR 为 50%E~65%E，亦与 2013 版 DRIs 一致；建议成人膳食纤维适宜摄入量为 25~30g/d，相对于能量为 8g/1 000kcal~12g/1 000kcal，主要从天然食物中获取；2023 版 DRIs 对添加糖的推荐摄入水平仍为不超过 50g/d，最好低于 25g/d，与 2013 版 DRIs 一致；成年人每日酒精摄入量不超过 15g，任何形式的酒精对人体健康都无益处。

3. 矿物质　2023 版 DRIs 根据新的年龄分组、体重代表值与 EER，以及国内外相关研究进展，对于常量元素（钙、磷、钾、钠、镁、氯）的 EAR、RNI 或 AI 进行了调整；关于孕妇和乳母钙的 EAR/RNI，基于骨健康为主的证据显示补钙不显著增加骨密度、不降低骨折率、不增加晚年骨密度等研究结果，在相应年龄分组的成年女性需要量基础上不增加。由于研究资料较少，暂未制定硫的参考摄入量；钠与钾的 PI-NCD 未做调整。

2023 版 DRIs 对于微量元素（铁、碘、锌、硒、铜、氟、铬、锰、钼）的 EAR、RNI 或 AI 也进行了调整。基于国内研究结果，成年人铁 EAR/RNI 的制定方法由原来的要因加算法改为稳定同位素标记试验，且由 EAR 推算 RNI 时，女性 *CV* 值也由原来的 15% 调整为 25%，导致女性各项数值变化较大；基于我国最新研究结果，重新制定了 7~14 岁儿童和孕妇碘 UL；制定成年女性锌 EAR/RNI 时增加了女性尿液和表皮锌丢失等考虑因素，同时上调了女性锌吸收率。由于铅、镉、汞和铝具有蓄积毒性且危害较大，暂未制定相关的膳食参考摄入量。2023 版 DRIs 对于微量元素营养状况的评价有了新的标志物，如锌的生物标志物为谷胱甘肽硫转移酶 ω-1（glutathione S-transferase ω-1，GSTO1），铜的生物标志物为外周血单核细胞超氧化物歧化酶 1 铜伴侣蛋白（copper chaperone for superoxide dismutase，CCS1）。

2023 版 DRIs 修订发现，越来越多的矿物质与慢性病的发生发展有关，并针对部分矿物质开展了 PI-NCD 的制定研究，但经过循证医学分析以及 GRADE 分级发现，目前证据等级还不足以支持制定这些矿物质的 PI-NCD。

4. 维生素 2023 版 DRIs 对脂溶性维生素 A 需要量计算公式中的变量系数进行了调整，并采用中国居民最新的体重代表值，对其 EAR、RNI、UL 进行了修订。对于维生素 D，基于骨骼健康指标的变化，通过评估维生素 D 摄入量与血清 25(OH)D 水平和高钙血症之间的关系，未对其膳食参考摄入量进行修订。维生素 E 的 AI、UL 和维生素 K 的 AI 也未进行调整。维生素 K 的 UL 因无足够证据仍未制定。近年来脂溶性维生素对慢性病的预防作用研究取得了一些成果，但尚不足以制定 PI-NCD。

根据新的年龄分组、体重代表值与 EER，2023 版 DRIs 对部分年龄段人群的水溶性维生素（维生素 B_1、维生素 B_2、烟酸、维生素 B_6、叶酸、维生素 B_{12}、泛酸、生物素和维生素 C）RNI 或 AI 进行了调整。采用中国人群的最新研究数据，制定了成年人胆碱的 AI，并以此为依据计算得出了其他年龄段胆碱的 AI。目前尚无维生素 B_1、维生素 B_2、维生素 B_{12}、泛酸和生物素摄入过量引起不良反应的报道，故暂无法制定上述维生素的 UL。维生素 C 的 PI-NCD 保持不变（附表 8）。

5. 水与膳食纤维 根据我国孕妇饮水调查结果，2023 版 DRIs 调整了孕期摄入水的 AI，增加了对于身体活动水平增加时的饮水建议，对其他人群摄入水的 AI 未进行调整。根据我国居民膳食摄入量监测资料以及膳食纤维与健康证据分析结果，2023 版 DRIs 提出的成年人膳食纤维 AI 与 2013 版 DRIs 一致，老年人膳食纤维 AI 与成年人相同；基于成年人膳食纤维 AI，由能量摄入量推算获得儿童青少年膳食纤维 AI；孕妇与乳母也根据能量摄入量的增加，在成年人膳食纤维 AI 基础上适当上调；因缺乏研究资料，2023 版 DRIs 未制定婴儿的膳食纤维 AI。

6. 其他膳食成分 按照循证医学的原则，根据近十年来国内外相关研究进展，2023 版 DRIs 提出了 13 种其他膳食成分[酚类：原花青素、花色苷、大豆异黄酮、绿原酸；萜类：番茄红素、叶黄素、植物甾醇（植物甾醇酯）；含硫化合物和醌类：异硫氰酸酯、辅酶 Q_{10}；氨基酸衍生物：甜菜碱；糖聚合物及其衍生物：菊粉或低聚果糖、β-葡聚糖、氨基葡萄糖及其硫酸/盐酸盐化合物]的 SPL 或 UL，另对 10 种其他膳食成分（儿茶素、槲皮素、姜黄素、白藜芦醇、大蒜素、牛磺酸、γ-氨基丁酸、左旋肉碱、枸杞多糖、海藻多糖）进行了文献检索和证据分析，由于缺乏高质量的摄入量-效应关系的人群研究数据，暂无法制定 SPL 或 UL。

DRIs

四、膳食营养素参考摄入量的应用

DRIs 的应用主要聚焦在公共营养领域，如人体营养状况评价、营养指导、膳食设计和营养改善等。另外，DRIs 在国家营养与健康政策制定、临床营养、食品营养标准制定以及营养食品研发等领域也被广泛应用。

（一）在评价和计划膳食中的应用

DRIs 在专业领域常用于两个方面，包括膳食评价和膳食设计（计划）。在膳食评价工作中，DRIs 作为一个尺度可以衡量个体（群体）实际摄入能量和营养素的量是否适宜。在设计或计划膳食工作中，DRIs 作为营养状况适宜的目标，为个体（群体）如何合理地摄取食物以达到这个目标提供建议。DRIs 包含多项指标，可以针对个体或群体不同的应用目的提供适宜的参考数据。

1. 平均需要量（EAR） 主要用于评价个体和群体的膳食，也可用于计划群体的膳食。针对个体，可以评估其摄入不足的可能性。如某个体的摄入量低于（EAR−2*SD*），几乎可以肯定该个体不能达到其需要量。对于群体，可以根据某一年龄、性别组中摄入量低于 EAR 个体的百分比来评估群体中摄入不足的发生率，评价其营养素摄入情况是否适宜。EAR 也可作为制定人群推荐摄入量的基础，如果个体摄入量呈正态分布，群体的目标摄入量可以根据 EAR 和摄入量的变异来估计。为了保证摄入量低于 EAR 的个体少于 3%，推荐摄入量的平均值应在（EAR+2*SD*）水平以上。

2. 推荐摄入量（RNI） RNI 是个体适宜营养素摄入水平的参考值，是健康个体膳食摄入营养素的目标值。某个体的营养素摄入量低于 RNI 并不一定表明该个体未达到适宜营养状态。

RNI 在评价个体营养素摄入量方面的用处是有限的。如果某个体的摄入量低于 RNI，可以认为有摄入不足的风险；如果某个体的平均摄入量达到或超过了 RNI，可以认为该个体没有摄入不足的风险。仅凭膳食摄入一项指标或其他任何单一指标都不能作为评价个体营养状况的根据。如果个体营养素摄入量经常低于 RNI，可能提示需要进一步用生化试验或临床检查来评价其营养状况。

RNI 是根据某一特定人群中体重在正常范围内的个体的需要量设定的。对个别身高、体重超过此参考范围较多的个体，可能需按每千克体重的需要量调整其 RNI。

RNI 可作为个体膳食设计的目标值，个体以达到或超过 RNI 为目标的膳食，存在营养素摄入不足的风险很小。

3. 适宜摄入量（AI） AI 是根据某个人群或亚人群能够维持指定营养状态的平均营养素摄入量。AI 是通过对群体而不是个体的观察或试验研究得到的数据。AI 与实际的平均需要量之间的关系不能确定,只能为营养素摄入量的评价提供一种不精确的参考值。AI 主要用作个体和群体的营养素摄入目标。当健康个体摄入量达到 AI 时,出现营养缺乏的危险性很小。为群体设计膳食时,可以将 AI 设定为群体营养素平均值(中位数)的目标值,人群摄入不足和过量的风险均较低。

4. 可耐受最高摄入量(UL) UL 是营养素或其他膳食成分每日摄入量的安全上限;是健康人群中几乎所有个体都不会产生毒副作用的最高摄入水平。UL 的主要用途是检查个体摄入量过高的可能,避免发生中毒。当摄入量低于 UL 时,可以肯定不会产生毒副作用。当摄入量超过 UL 时,发生毒副作用的风险增加。不高于 UL 对健康人群中最敏感的成员似乎也不至于造成风险,所以应慎重使用 UL 评估人群发生毒副作用的风险。在大多数情况下,UL 包括膳食、强化剂和添加剂等各种来源的营养素之和。

有些营养素尚未制定 UL 值,可能是由于现有的研究证据不足,难以提出确定的 UL 数值,不表示这种营养素可以随意摄入而不会发生过量危害。

5. 宏量营养素可接受范围(AMDR) AMDR 是指脂肪、蛋白质和碳水化合物较理想的摄入量范围。三种宏量营养素都可以产生能量,通常以某种营养素摄入量占摄入总能量的比例来表示。摄入量达到 AMDR 的范围可以保证人体对营养素和能量的生理需要,有利于降低慢性病的发生风险。

6. 降低膳食相关非传染性疾病风险的建议摄入量(PI-NCD) 膳食营养素摄入量过高或过低导致的慢性病一般涉及肥胖、高血压、血脂异常、脑卒中、心肌梗死以及某些癌症。PI-NCD 是以膳食相关非传染性疾病一级预防为目标提出的营养素每日摄入量,其目标人群是成年人。当成年人该营养素的摄入量达到 PI-NCD,可降低其膳食相关非传染性疾病发生风险。某些营养素的 PI-NCD 可能高于 RNI 或 AI,如维生素 C、钾;而另一些营养素在设定摄入量上限时,应低于此数值,如钠。将 DRIs 实际应用到降低慢性病风险时,需要注意把膳食改善计划的实施当作是几年或更长时间的工作。而且,不应该局限于以营养素相关的计划实现慢性病的预防,而是要充分考虑与此慢性病相关联的其他危险因素,从综合角度制定预防措施。

(二)在其他领域的应用

DRIs 在国家法规政策制定、社会生产和生活的诸多领域得到广泛应用。

1. 在制定营养政策中的应用 任何营养政策制定都是为了保证人群的营养需求,使人群尽可能达到营养素参考摄入量,并有足够的储备量,保持人体健康状态。如2017年国务院印发的《国民营养计划(2017—2030年)》提出的若干目标,参考了DRIs的内容;我国先后发布的几版《中国食物与营养发展纲要》,也是根据中国居民DRIs中有关营养素的推荐量,并考虑我国目前的食物消费模式,推算出我国粮食、肉类、奶类、蔬菜等各类食物在未来一段时期内的需求量,以便指导食物生产的合理发展。

2. 在制定《中国居民膳食指南》中的应用 《中国居民膳食指南》是以食物为基础制定的文件,如何通过食物搭配满足营养素的需求,需要按照DRIs来确定。《中国居民膳食指南》中包括了具有中国特色的"平衡膳食宝塔",该宝塔将食物分为五大类,而且为每类食物列出了推荐的摄入量。这些食物的摄入量,是根据DRIs推荐的营养素摄入量换算而来。因此可以说《中国居民膳食指南》和平衡膳食宝塔的制定过程就是DRIs在中国人群膳食评价和膳食计划应用的范例。

3. 在制定食品营养标准中的应用 国家食品标准,特别是食品安全国家标准,如特殊人群食品标准、营养强化剂使用标准以及营养素补充剂等标准,都涉及人体每日营养素需要量,因此在制定中均以DRIs作为基本依据。

(1)特殊人群食品标准的制定:根据《中华人民共和国食品安全法》的要求,我国制定并发布了多项针对特殊人群的食品安全国家标准,如GB 10765—2021《食品安全国家标准　婴儿配方食品》、GB 29922—2013《食品安全国家标准　特殊医学用途配方食品通则》、GB 31601—2015《食品安全国家标准　孕妇及乳母营养补充食品》等,上述标准都要求产品中各项营养素含量既要满足特定人群的推荐摄入量(RNI)/适宜摄入量(AI),又不能超过可耐受最高摄入量(UL),为特定人群提供适宜、全面、均衡的营养。

(2)营养强化剂使用标准的修订:GB 14880—2012《食品安全国家标准　食品营养强化剂使用标准》是一项强制性基础标准,该标准是在风险评估的基础上,根据我国居民DRIs数据和国外先进的数学模型,对各种营养素的强化量进行风险评估,该标准对科学、合理管理和规范强化食品的生产和经营起到了关键作用。

(3)营养标签通则的制定:食品营养标签是向消费者提供食品营养信息和特性的说明,也是消费者直观了解食品营养组分、特征的有效方式。我国在2011年发布了GB 28050—2011《食品安全国家标准　预包装食品营养标签通则》(以下简称"营养标签通则"),于2013年1月1日起正式实施。营养标签通则要求在预包装食品标签上标示任何营养成分含量值时,都必须同时标示该含量值占营养素参考值(nutrient reference value,NRV)的百分比。NRV是专用于食品营养标签上，比较食品营养成分含量高低的一组参考值，其制定依据就是 RNI 和 AI。

（4）在营养食品创新升级中的应用：随着我国经济水平的发展，居民的膳食需求已经从食品的数量向质量转变，因此食品企业在研发新产品时也对营养给予充分的关注。满足不同人群各种营养素的需要量已经成为食品企业在研发、生产、销售过程中的重要目标，DRIs 也成为产品研发的重要指南。如企业研发营养素补充剂时，DRIs 是其重要参考依据，也是专家评审产品研发科学性的重点审查内容；婴幼儿配方食品等产品注册中，配方依据也是以 DRIs 为基础。

DRIs 是营养科学的核心内容。近十年来，尽管国内外营养科学的理论和实践研究都取得了一些显著成果，然而，迄今为止有关中国人群基础代谢和食物营养素消化、吸收、利用方面的研究仍然较少，针对儿童青少年营养需要量的研究更少。因此，未来有必要进一步加强我国人群基础代谢率、食物营养素消化吸收率以及儿童青少年和老年人 DRIs 方面的研究。近年来，有关其他膳食成分与人体健康的研究较多，但仍缺乏高质量的随机对照试验（randomized controlled trial，RCT）或可以用于制定 SPL 的大样本人群研究数据。随着营养科学研究的不断深入，我们有理由相信未来中国居民 DRIs 体系将更加科学精准，有望在健康维护与疾病防控过程中发挥更大的作用。

DRIs

五、膳食营养素参考摄入量速查表
——按能量和营养素列表

表 5-1　膳食能量需要量（EER）

年龄/阶段	男性						女性					
	PAL Ⅰ[a]		PAL Ⅱ[b]		PAL Ⅲ[c]		PAL Ⅰ[a]		PAL Ⅱ[b]		PAL Ⅲ[c]	
	MJ/d	kcal/d	MJ/d	kcal/d	MJ/d	kcal/d	MJ/d	kcal/d	MJ/d	kcal/d	MJ/d	kcal/d
0 岁~	—		0.38MJ/（kg·d）	90kcal/（kg·d）	—		—		0.38MJ/（kg·d）	90kcal/（kg·d）	—	
0.5 岁~	—		0.31MJ/（kg·d）	75kcal/（kg·d）	—		—		0.31MJ/（kg·d）	75kcal/（kg·d）	—	
1 岁~	—		3.77	900	—		—		3.35	800	—	
2 岁~	—		4.60	1 100	—		—		4.18	1 000	—	
3 岁~	—		5.23	1 250	—		—		4.81	1 150	—	
4 岁~	—		5.44	1 300	—		—		5.23	1 250	—	
5 岁~	—		5.86	1 400	—		—		5.44	1 300	—	
6 岁~	5.86	1 400	6.69	1 600	7.53	1 800	5.44	1 300	6.07	1 450	6.90	1 650
7 岁~	6.28	1 500	7.11	1 700	7.95	1 900	5.65	1 350	6.49	1 550	7.32	1 750
8 岁~	6.69	1 600	7.74	1 850	8.79	2 100	6.07	1 450	7.11	1 700	7.95	1 900
9 岁~	7.11	1 700	8.16	1 950	9.20	2 200	6.49	1 550	7.53	1 800	8.37	2 000
10 岁~	7.53	1 800	8.58	2 050	9.62	2 300	6.90	1 650	7.95	1 900	8.79	2 100

续表

年龄/阶段	男性						女性					
	PAL Ⅰ[a]		PAL Ⅱ[b]		PAL Ⅲ[c]		PAL Ⅰ[a]		PAL Ⅱ[b]		PAL Ⅲ[c]	
	MJ/d	kcal/d	MJ/d	kcal/d	MJ/d	kcal/d	MJ/d	kcal/d	MJ/d	kcal/d	MJ/d	kcal/d
11 岁~	7.95	1 900	9.20	2 200	10.25	2 450	7.32	1 750	8.37	2 000	9.41	2 250
12 岁~	9.62	2 300	10.88	2 600	12.13	2 900	8.16	1 950	9.20	2 200	10.25	2 450
15 岁~	10.88	2 600	12.34	2 950	13.81	3 300	8.79	2 100	9.83	2 350	11.09	2 650
18 岁~	9.00	2 150	10.67	2 550	12.55	3 000	7.11	1 700	8.79	2 100	10.25	2 450
30 岁~	8.58	2 050	10.46	2 500	12.34	2 950	7.11	1 700	8.58	2 050	10.04	2 400
50 岁~	8.16	1 950	10.04	2 400	11.72	2 800	6.69	1 600	8.16	1 950	9.62	2 300
65 岁~	7.95	1 900	9.62	2 300	—	—	6.49	1 550	7.74	1 850	—	—
75 岁~	7.53	1 800	9.20	2 200	—	—	6.28	1 500	7.32	1 750	—	—
孕早期	—	—	—	—	—	—	+0	+0	+0	+0	+0	+0
孕中期	—	—	—	—	—	—	+1.05	+250	+1.05	+250	+1.05	+250
孕晚期	—	—	—	—	—	—	+1.67	+400	+1.67	+400	+1.67	+400
乳母	—	—	—	—	—	—	+1.67	+400	+1.67	+400	+1.67	+400

注：PAL Ⅰ[a]、PAL Ⅱ[b] 和 PAL Ⅲ[c] 分别代表低强度身体活动水平、中等强度身体活动水平和高强度身体活动水平。
"—"表示未制定或未涉及；"+"表示在相应年龄阶段的成年女性需要量基础上增加的需要量。

表 5-2 膳食蛋白质参考摄入量

年龄/阶段	EAR/($g \cdot d^{-1}$)		RNI/($g \cdot d^{-1}$)		AMDR/%E
	男性	女性	男性	女性	
0 岁~	—	—	9(AI)	9(AI)	—
0.5 岁~	—	—	17(AI)	17(AI)	—
1 岁~	20	20	25	25	—
2 岁~	20	20	25	25	—
3 岁~	25	25	30	30	—
4 岁~	25	25	30	30	8~20
5 岁~	25	25	30	30	8~20
6 岁~	30	30	35	35	10~20
7 岁~	30	30	40	40	10~20
8 岁~	35	35	40	40	10~20
9 岁~	40	40	45	45	10~20
10 岁~	40	40	50	50	10~20
11 岁~	45	45	55	55	10~20
12 岁~	55	50	70	60	10~20
15 岁~	60	50	75	60	10~20
18 岁~	60	50	65	55	10~20
30 岁~	60	50	65	55	10~20
50 岁~	60	50	65	55	10~20
65 岁~	60	50	72	62	15~20
75 岁~	60	50	72	62	15~20
孕早期	—	+0	—	+0	10~20
孕中期	—	+10	—	+15	10~20
孕晚期	—	+25	—	+30	10~20
乳母	—	+20	—	+25	10~20

注:“—”表示未制定或未涉及;“+”表示在相应年龄阶段的成年女性需要量基础上增加的需要量。

表 5-3 膳食脂肪及脂肪酸参考摄入量

年龄/阶段	总脂肪	饱和脂肪酸	n-6 多不饱和脂肪酸	n-3 多不饱和脂肪酸	亚油酸	α-亚麻酸	EPA+DHA
	AMDR/%E	AMDR/%E	AMDR/%E	AMDR/%E	AI/%E	AI/%E	AMDR/AI/(g·d⁻¹)
0 岁~	48(AI)	—	—	—	8.0(0.15g[a])	0.90	0.1[b]
0.5 岁~	40(AI)	—	—	—	6.0	0.67	0.1[b]
1 岁~	35(AI)	—	—	—	4.0	0.60	0.1[b]
3 岁~	35(AI)	—	—	—	4.0	0.60	0.2
4 岁~	20~30	<8	—	—	4.0	0.60	0.2
6 岁~	20~30	<8	—	—	4.0	0.60	0.2
7 岁~	20~30	<8	—	—	4.0	0.60	0.2
9 岁~	20~30	<8	—	—	4.0	0.60	0.2
11 岁~	20~30	<8	—	—	4.0	0.60	0.2
12 岁~	20~30	<8	—	—	4.0	0.60	0.25
15 岁~	20~30	<8	—	—	4.0	0.60	0.25
18 岁~	20~30	<10	2.5~9.0	0.5~2.0	4.0	0.60	0.25~2.00(AMDR)
30 岁~	20~30	<10	2.5~9.0	0.5~2.0	4.0	0.60	0.25~2.00(AMDR)
50 岁~	20~30	<10	2.5~9.0	0.5~2.0	4.0	0.60	0.25~2.00(AMDR)
65 岁~	20~30	<10	2.5~9.0	0.5~2.0	4.0	0.60	0.25~2.00(AMDR)
75 岁~	20~30	<10	2.5~9.0	0.5~2.0	4.0	0.60	0.25~2.00(AMDR)
孕早期	20~30	<10	2.5~9.0	0.5~2.0	+0	+0	0.25(0.2[b])
孕中期	20~30	<10	2.5~9.0	0.5~2.0	+0	+0	0.25(0.2[b])
孕晚期	20~30	<10	2.5~9.0	0.5~2.0	+0	+0	0.25(0.2[b])
乳母	20~30	<10	2.5~9.0	0.5~2.0	+0	+0	0.25(0.2[b])

注:[a] 花生四烯酸;[b] DHA。

"—"表示未制定;"+"表示在相应年龄阶段的成年女性需要量基础上增加的需要量。

表 5-4　膳食碳水化合物参考摄入量

年龄/阶段	总碳水化合物		膳食纤维	添加糖[a]
	EAR/(g·d^{-1})	AMDR/(%E)	AI/(g·d^{-1})	AMDR/%E
0 岁~	60(AI)	—	—	—
0.5 岁~	80(AI)	—	—	—
1 岁~	120	50~65	5~10	—
4 岁~	120	50~65	10~15	<10
7 岁~	120	50~65	15~20	<10
9 岁~	120	50~65	15~20	<10
12 岁~	150	50~65	20~25	<10
15 岁~	150	50~65	25~30	<10
18 岁~	120	50~65	25~30	<10
30 岁~	120	50~65	25~30	<10
50 岁~	120	50~65	25~30	<10
65 岁~	120	50~65	25~30	<10
75 岁~	120	50~65	25~30	<10
孕早期	+10	50~65	+0	<10
孕中期	+20	50~65	+4	<10
孕晚期	+35	50~65	+4	<10
乳母	+50	50~65	+4	<10

注:[a] 添加糖不超过 50g/d,最好低于 25g/d。

"—" 表示未制定;"+" 表示在相应年龄阶段的成年女性需要量基础上增加的需要量。

表 5-5　膳食宏量营养素可接受范围（AMDR）

单位：%E

年龄/阶段	碳水化合物	总脂肪	蛋白质
0 岁~	—	48（AI）	—
0.5 岁~	—	40（AI）	—
1 岁~	50~65	35（AI）	—
4 岁~	50~65	20~30	8~20
6 岁~	50~65	20~30	10~20
7 岁~	50~65	20~30	10~20
11 岁~	50~65	20~30	10~20
12 岁~	50~65	20~30	10~20
15 岁~	50~65	20~30	10~20
18 岁~	50~65	20~30	10~20
30 岁~	50~65	20~30	10~20
50 岁~	50~65	20~30	10~20
65 岁~	50~65	20~30	15~20
75 岁~	50~65	20~30	15~20
孕早期	50~65	20~30	10~20
孕中期	50~65	20~30	10~20
孕晚期	50~65	20~30	10~20
乳母	50~65	20~30	10~20

注："—"表示未制定。

表 5-6　膳食微量营养素平均需要量(EAR)

年龄/阶段	钙/(mg·d⁻¹)	磷/(mg·d⁻¹)	镁/(mg·d⁻¹)	铁/(mg·d⁻¹)		碘/(μg·d⁻¹)	锌/(mg·d⁻¹)		硒/(μg·d⁻¹)	铜/(mg·d⁻¹)	钼/(μg·d⁻¹)	维生素 A/(μg RAE·d⁻¹)		维生素 D/(μg·d⁻¹)	维生素 B_1/(mg·d⁻¹)		维生素 B_2/(mg·d⁻¹)		烟酸/(mg NE·d⁻¹)		维生素 B_6/(mg·d⁻¹)	叶酸/(μg DFE·d⁻¹)	维生素 B_{12}/(μg·d⁻¹)	维生素 C/(mg·d⁻¹)
				男	女		男	女				男	女		男	女	男	女	男	女				
0 岁~	—	—	—	—		—	—		—	—	—	—	—	—	—		—		—		—	—	—	—
0.5 岁~	—	—	—	7		—	—		—	—	—	—	—	—	—		—		—		—	—	—	—
1 岁~	400	250	110	7		65	3.2		20	0.26	8	250	240	8	0.5		0.6	0.5	5	4	0.5	130	0.8	35
4 岁~	500	290	130	7		65	4.6		25	0.30	10	280	270	8	0.7		0.7	0.6	6	5	0.6	160	1.0	40
7 岁~	650	370	170	9		65	5.9		30	0.38	12	300	280	8	0.8	0.7	0.8	0.7	7	6	0.7	200	1.2	50
9 岁~	800	460	210	12		65	5.9		40	0.47	15	400	380	8	0.9	0.8	0.9	0.8	9	8	0.8	240	1.5	65
12 岁~	850	580	260	12	14	80	7.0	6.3	50	0.56	20	560	520	8	1.2	1.0	1.2	1.0	11	10	1.1	310	1.7	80
15 岁~	800	600	270	12	14	85	9.7	6.5	50	0.59	20	580	480	8	1.4	1.1	1.3	1.0	13	10	1.2	320	2.1	85
18 岁~	650	600	270	9	12	85	10.1	6.9	50	0.62	20	550	470	8	1.2	1.0	1.2	1.0	12	10	1.2	320	2.0	85
30 岁~	650	590	270	9	12	85	10.1	6.9	50	0.60	20	550	470	8	1.2	1.0	1.2	1.0	12	10	1.2	320	2.0	85
50 岁~	650	590	270	9	8[a] 12[b]	85	10.1	6.9	50	0.60	20	540	470	8	1.2	1.0	1.2	1.0	12	10	1.3	320	2.0	85
65 岁~	650	570	260	9	8	85	10.1	6.9	50	0.58	20	520	460	8	1.2	1.0	1.2	1.0	12	10	1.3	320	2.0	85
75 岁~	650	570	250	9	8	85	10.1	6.9	50	0.57	20	500	430	8	1.2	1.0	1.2	1.0	12	10	1.3	320	2.0	85
孕早期	+0	+0	+30	—	+0	+75	—	+1.7	+4	+0.10	+0	—	+0	+0	—	0	—	+0	—	+0	+0.7	+200	+0.4	+0
孕中期	+0	+0	+30	—	+7	+75	—	+1.7	+4	+0.10	+0	—	+50	+0	—	+0.1	—	+0.1	—	+0	+0.7	+200	+0.4	+10
孕晚期	+0	+0	+30	—	+10	+75	—	+1.7	+4	+0.10	+0	—	+50	+0	—	+0.2	—	+0.2	—	+0	+0.7	+200	+0.4	+10
乳母	+0	+0	+0	—	+6	+85	—	+4.1	+15	+0.50	+4	—	+400	+0	—	+0.2	—	+0.4	—	+3	+0.2	+130	+0.6	+40

注：[a] 无月经；[b] 有月经。

“—”表示未制定或未涉及；“+”表示在相应年龄阶段的成年女性需要量基础上增加的需要量。

表 5-7 膳食矿物质推荐摄入量（RNI）或适宜摄入量（AI）

年龄/阶段	钙/（mg·d^{-1}）	磷/（mg·d^{-1}）	钾/（mg·d^{-1}）	钠/（mg·d^{-1}）	镁/（mg·d^{-1}）	氯/（mg·d^{-1}）	铁/（mg·d^{-1}）		碘（μg·d^{-1}）	锌/（mg·d^{-1}）		硒/（μg·d^{-1}）	铜/（mg·d^{-1}）	氟/（mg·d^{-1}）	铬（μg·d^{-1}）		锰/（mg·d^{-1}）		钼/（μg·d^{-1}）
	RNI	RNI	AI	AI	RNI	AI	RNI		RNI	RNI		RNI	RNI	AI	AI		AI		RNI
							男	女		男	女				男	女	男	女	
0岁~	200（AI）	105（AI）	400	80	20（AI）	120	0.3（AI）		85（AI）	1.5（AI）		15（AI）	0.3（AI）	0.01	0.2		0.01		3（AI）
0.5岁~	350（AI）	180（AI）	600	180	65（AI）	450	10		115（AI）	3.5（AI）		20（AI）	0.3（AI）	0.23	5		0.7		6（AI）
1岁~	500	300	900	500-700[a]	140	800-1 100[b]	10		90	4.0		25	0.3	0.6	15		2.0	1.5	10
4岁~	600	350	1 100	800	160	1 200	10		90	5.5		30	0.4	0.7	15		2.0	2.0	12
7岁~	800	440	1 300	900	200	1 400	12		90	7.0		40	0.5	0.9	20		2.5	2.5	15
9岁~	1 000	550	1 600	1 100	250	1 700	16		90	7.0		45	0.6	1.1	25		3.5	3.0	20
12岁~	1 000	700	1 800	1 400	320	2 200	16	18	110	8.5	7.5	60	0.7	1.4	33	30	4.5	4.0	25
15岁~	1 000	720	2 000	1 600	330	2 500	16	18	120	11.5	8.0	60	0.8	1.5	35	30	5.0	4.0	25
18岁~	800	720	2 000	1 500	330	2 300	12	18	120	12.0	8.5	60	0.8	1.5	35	30	4.5	4.0	25
30岁~	800	710	2 000	1 500	320	2 300	12	18	120	12.0	8.5	60	0.8	1.5	35	30	4.5	4.0	25
50岁~	800	710	2 000	1 500	320	2 300	12	10[c] 18[d]	120	12.0	8.5	60	0.8	1.5	30	25	4.5	4.0	25
65岁~	800	680	2 000	1 400	310	2 200	12	10	120	12.0	8.5	60	0.8	1.5	30	25	4.5	4.0	25
75岁~	800	680	2 000	1 400	300	2 200	12	10	120	12.0	8.5	60	0.7	1.5	30	25	4.5	4.0	25
孕早期	+0	+0	+0	+0	+40	+0	—	+0	+110	—	+2.0	+5	+0.1	+0	—	+0	—	+0	+0
孕中期	+0	+0	+0	+0	+40	+0	—	+7	+110	—	+2.0	+5	+0.1	+0	—	+3	—	+0	+0
孕晚期	+0	+0	+0	+0	+40	+0	—	+11	+110	—	+2.0	+5	+0.1	+0	—	+5	—	+0	+0
乳母	+0	+0	+400	+0	+0	+0	—	+6	+120	—	+4.5	+18	+0.7	+0	—	+5	—	+0.2	+5

注：[a] 1 岁~为 500mg/d，2 岁~为 600mg/d，3 岁~为 700mg/d；[b] 1 岁~为 800mg/d，2 岁~为 900mg/d，3 岁~为 1 100mg/d；[c] 无月经；[d] 有月经。
"—"表示未涉及；"+"表示在相应年龄阶段的成年女性需要量基础上增加的需要量。

表 5-8 膳食维生素推荐摄入量(RNI)或适宜摄入量(AI)

年龄/阶段	维生素 A/(μgRAE·d⁻¹)		维生素 D/(μg·d⁻¹)	维生素 E/(mgα-TE·d⁻¹)	维生素 K/(μg·d⁻¹)	维生素 B_1/(mg·d⁻¹)		维生素 B_2/(mg·d⁻¹)		烟酸/(mg NE·d⁻¹)		维生素 B_6/(mg·d⁻¹)	叶酸/(μg DFE·d⁻¹)	维生素 B_{12}/(μg·d⁻¹)	泛酸/(mg·d⁻¹)	生物素/(μg·d⁻¹)	胆碱/(mg·d⁻¹)		维生素 C/(mg·d⁻¹)
	RNI		RNI	AI	AI	RNI		RNI		RNI		RNI	RNI	RNI	AI	AI	AI		RNI
	男	女				男	女	男	女	男	女						男	女	
0 岁~	300(AI)		10(AI)	3	2	0.1(AI)		0.4(AI)		1(AI)		0.1(AI)	65(AI)	0.3(AI)	1.7	5	120		40(AI)
0.5 岁~	350(AI)		10(AI)	4	10	0.3(AI)		0.6(AI)		2(AI)		0.3(AI)	100(AI)	0.6(AI)	1.9	10	140		40(AI)
1 岁~	340	330	10	6	30	0.6		0.7	0.6	6	5	0.6	160	1.0	2.1	17	170		40
4 岁~	390	380	10	7	40	0.9		0.9	0.8	7	6	0.7	190	1.2	2.5	20	200		50
7 岁~	430	390	10	9	50	1.0	0.9	1.0	0.9	9	8	0.8	240	1.4	3.1	25	250		60
9 岁~	560	540	10	11	60	1.1	1.0	1.1	1.0	10	10	1.0	290	1.8	3.8	30	300		75
12 岁~	780	730	10	13	70	1.4	1.2	1.4	1.2	13	12	1.3	370	2.0	4.9	35	380		95
15 岁~	810	670	10	14	75	1.6	1.3	1.6	1.2	15	12	1.4	400	2.5	5.0	40	450	380	100
18 岁~	770	660	10	14	80	1.4	1.2	1.4	1.2	15	12	1.4	400	2.4	5.0	40	450	380	100
30 岁~	770	660	10	14	80	1.4	1.2	1.4	1.2	15	12	1.4	400	2.4	5.0	40	450	380	100
50 岁~	750	660	10	14	80	1.4	1.2	1.4	1.2	15	12	1.6	400	2.4	5.0	40	450	380	100
65 岁~	730	640	15	14	80	1.4	1.2	1.4	1.2	15	12	1.6	400	2.4	5.0	40	450	380	100
75 岁~	710	600	15	14	80	1.4	1.2	1.4	1.2	15	12	1.6	400	2.4	5.0	40	450	380	100
孕早期	—	+0	+0	+0	+0	—	+0	—	+0	—	+0	+0.8	+200	+0.5	+1.0	+10	—	+80	+0
孕中期	—	+70	+0	+0	+0	—	+0.2	—	+0.1	—	+0	+0.8	+200	+0.5	+1.0	+10	—	+80	+15
孕晚期	—	+70	+0	+0	+0	—	+0.3	—	+0.2	—	+0	+0.8	+200	+0.5	+1.0	+10	—	+80	+15
乳母	—	+600	+0	+3	+5	—	+0.3	—	+0.5	—	+4	+0.3	+150	+0.8	+2.0	+10	—	+120	+50

注:“—”表示未涉及;“+”表示在相应年龄阶段的成年女性需要量基础上增加的需要量。

表 5-9 膳食营养素降低膳食相关非传染性疾病风险的建议摄入量(PI-NCD)

单位:mg/d

年龄/阶段	钾	钠	维生素 C
0 岁~	—	—	—
0.5 岁~	—	—	—
1 岁~	—	—	—
4 岁~	1 800	≤1 000	—
7 岁~	2 200	≤1 200	—
9 岁~	2 800	≤1 500	—
12 岁~	3 200	≤1 900	—
15 岁~	3 600	≤2 100	—
18 岁~	3 600	≤2 000	200
30 岁~	3 600	≤2 000	200
50 岁~	3 600	≤2 000	200
65 岁~	3 600	≤1 900	200
75 岁~	3 600	≤1 800	200
孕早期	+0	+0	+0
孕中期	+0	+0	+0
孕晚期	+0	+0	+0
乳母	+0	+0	+0

注:孕期、哺乳期女性的 PI-NCD 与同年龄女性相同。
"—"表示未制定;"+"表示在相应年龄阶段的成年女性需要量基础上增加的需要量。

表 5-10 膳食微量营养素可耐受最高摄入量(UL)

年龄/阶段	钙/(mg·d⁻¹)	磷/(mg·d⁻¹)	铁/(mg·d⁻¹)	碘/(μg·d⁻¹)	锌/(mg·d⁻¹)	硒(μg·d⁻¹)	铜/(mg·d⁻¹)	氟/(mg·d⁻¹)	锰/(mg·d⁻¹)	钼/(μg·d⁻¹)	维生素 A/(μg·d⁻¹)	维生素 D/(μg·d⁻¹)	维生素 E/(mg α-TE·d⁻¹)	烟酸/(mg NE·d⁻¹)	烟酰胺/(mg·d⁻¹)	维生素 B_6/(mg·d⁻¹)	叶酸/(μg·d⁻¹)	胆碱/(mg·d⁻¹)	维生素 C/(mg·d⁻¹)
0 岁~	1 000	—	—	—	—	55	—	—	—	—	600	20	—	—	—	—	—	—	—
0.5 岁~	1 500	—	—	—	—	80	—	—	—	—	600	20	—	—	—	—	—	—	—
1 岁~	1 500	—	25	—	9	80	2.0	0.8	—	200	700	20	150	11	100	20	300	1 000	400
4 岁~	2 000	—	30	200	13	120	3.0	1.1	3.5	300	1 000	30	200	15	130	25	400	1 000	600
7 岁~	2 000	—	35	250	21	150	3.0	1.5	5.0	400	1 300	45	300	19	160	32	500	2 000	800
9 岁~	2 000	—	35	250	24	200	5.0	2.0	6.5	500	1 800	45	400	23	200	40	650	2 000	1 100
12 岁~	2 000	—	40	300	32	300	6.0	2.4	9.0	700	2 400	50	500	30	260	50	800	2 000	1 600
15 岁~	2 000	—	40	500	37	350	7.0	3.5	10	800	2 800	50	600	33	290	55	900	2 500	1 800
18 岁~	2 000	3 500	42	600	40	400	8.0	3.5	11	900	3 000	50	700	35	310	60	1 000	3 000	2 000
30 岁~	2 000	3 500	42	600	40	400	8.0	3.5	11	900	3 000	50	700	35	310	60	1 000	3 000	2 000
50 岁~	2 000	3 500	42	600	40	400	8.0	3.5	11	900	3 000	50	700	35	310	55	1 000	3 000	2 000
65 岁~	2 000	3 000	42	600	40	400	8.0	3.5	11	900	3 000	50	700	35	300	55	1 000	3 000	2 000
75 岁~	2 000	3 000	42	600	40	400	8.0	3.5	11	900	3 000	50	700	35	290	55	1 000	3 000	2 000
孕早期	2 000	3 500	42	500	40	400	8.0	3.5	11	900	3 000	50	700	35	310	60	1 000	3 000	2 000
孕中期	2 000	3 500	42	500	40	400	8.0	3.5	11	900	3 000	50	700	35	310	60	1 000	3 000	2 000
孕晚期	2 000	3 500	42	500	40	400	8.0	3.5	11	900	3 000	50	700	35	310	60	1 000	3 000	2 000
乳母	2 000	3 500	42	500	40	400	8.0	3.5	11	900	3 000	50	700	35	310	60	1 000	3 000	2 000

注:“—”表示未制定。

表 5-11　水的适宜摄入量[a]

单位:mL/d

年龄/阶段	饮水量		总摄入量[b]	
	男性	女性	男性	女性
0 岁~	—		700[c]	
0.5 岁~	—		900	
1 岁~	—		1 300	
4 岁~	800		1 600	
7 岁~	1 000		1 800	
12 岁~	1 300	1 100	2 300	2 000
15 岁~	1 400	1 200	2 500	2 200
18 岁~	1 700	1 500	3 000	2 700
65 岁~	1 700	1 500	3 000	2 700
孕早期	—	+0	—	+0
孕中期	—	+200	—	+300
孕晚期	—	+200	—	+300
乳母	—	+600	—	+1 100

注:[a] 温和气候条件下,低强度身体活动水平时的摄入量;在不同温湿度和/或不同强度身体活动水平时,应进行相应调整。

[b] 包括食物中的水和饮水中的水。

[c] 纯母乳喂养婴儿无需额外补充水分。

"—"表示未涉及;"+"表示在相应年龄阶段的成年女性需要量基础上增加的需要量。

表 5-12 其他膳食成分成年人特定建议值（SPL）和可耐受最高摄入量（UL）

其他膳食成分	SPL	UL
原花青素/($mg \cdot d^{-1}$)	200	—
花色苷/($mg \cdot d^{-1}$)	50	—
大豆异黄酮/($mg \cdot d^{-1}$)	55[a] 75[b]	120[c]
绿原酸/($mg \cdot d^{-1}$)	200	—
番茄红素/($mg \cdot d^{-1}$)	15	70
叶黄素/($mg \cdot d^{-1}$)	10	60
植物甾醇/($g \cdot d^{-1}$)	0.8	2.4
植物甾醇酯/($g \cdot d^{-1}$)	1.3	3.9
异硫氰酸酯/($mg \cdot d^{-1}$)	30	—
辅酶 Q_{10}/($mg \cdot d^{-1}$)	100	—
甜菜碱/($g \cdot d^{-1}$)	1.5	4.0
菊粉和低聚果糖/($g \cdot d^{-1}$)	10	—
β-葡聚糖（谷物来源）/($g \cdot d^{-1}$)	3.0	—
硫酸/盐酸氨基葡萄糖/($mg \cdot d^{-1}$)	1 500	—
氨基葡萄糖/($mg \cdot d^{-1}$)	1 000	—

注：[a] 绝经前女性的 SPL；[b] 围绝经期和绝经女性的 SPL；[c] 绝经女性的 SPL。
“—”表示未制定。

DRIs

六、膳食营养素参考摄入量速查表
——按年龄和人群列表

表 6-1 中国 0~6 月龄婴儿膳食营养素参考摄入量

能量/营养素	AI	营养素	AI	UL	营养素	AI	UL
能量[a]		钙(mg/d)	200	1 000	维生素 A(μg RAE/d)[f]	300	600
MJ/(kg·d)	0.38[a]	磷(mg/d)	105	—[e]	维生素 D(μg/d)	10	20
kcal/(kg·d)	90[a]	钾(mg/d)	400	—	维生素 E(mg α-TE/d)[g]	3	—
蛋白质(g/d)	9	钠(mg/d)	80	—	维生素 K(μg/d)	2	—
总碳水化合物(g/d)	60	镁(mg/d)	20	—	维生素 B_1(mg/d)	0.1	—
总脂肪(%E)[b]	48	氯(mg/d)	120	—	维生素 B_2(mg/d)	0.4	—
亚油酸(%E)	8.0(0.15g[c])	铁(mg/d)	0.3	—	烟酸(mg NE/d)[h]	1	—
α-亚麻酸/(%E)	0.90	碘(μg/d)	85	—	维生素 B_6(mg/d)	0.1	—
DHA(g/d)	0.1	锌(mg/d)	1.5	—	叶酸(μg DFE/d)[i]	65	—
水(mL/d)	700[d]	硒(μg/d)	15	55	维生素 B_{12}(μg/d)	0.3	—
		铜(mg/d)	0.3	—	泛酸(mg/d)	1.7	—
		氟(mg/d)	0.01	—	生物素(μg/d)	5	—
		铬(μg/d)	0.2	—	胆碱(mg/d)	120	—
		锰(mg/d)	0.01	—	维生素 C(mg/d)	40	—
		钼(μg/d)	3	—			

注:AI,adequate intake,适宜摄入量;UL,tolerable upper intake level,可耐受最高摄入量,有些营养素未制定 UL,主要是因为研究资料不充分,并不表示过量摄入没有健康风险。

a. EER,estimated engergy requirement,能量需要量。

b. %E 为占能量的百分比。

c. 花生四烯酸。

d. 水的总摄入量,包括食物中的水和饮水中的水;纯母乳喂养婴儿无须额外补充水分。

e. 未制定参考值者用“—”表示。

f. 维生素 A 的单位为视黄醇活性当量(RAE),1μgRAE= 膳食或补充剂来源全反式视黄醇(μg)+1/2 补充剂纯品全反式 β-胡萝卜素(μg)+1/12 膳食全反式 β-胡萝卜素(μg)+1/24 其他膳食维生素 A 类胡萝卜素(μg);维生素 A 的 UL 不包括维生素 A 原类胡萝卜素 RAE,因此维生素 A 的 UL 数值单位使用 μg/d。

g. α-生育酚当量(α-TE),膳食中总 α-TE 当量(mg)=1 × α-生育酚(mg)+0.5 × β-生育酚(mg)+0.1 × γ-生育酚(mg)+0.02 × δ-生育酚(mg)+0.3 × α-三烯生育酚(mg)。

h. 烟酸当量(NE,mg)= 烟酸(mg)+1/60 色氨酸(mg)。

i. 膳食叶酸当量(DFE,μg)= 天然食物来源叶酸(μg)+1.7 × 合成叶酸(μg)。

表 6-2 中国 7~12 月龄婴儿膳食营养素参考摄入量

能量/营养素	AI	营养素	EAR	RNI	AI	UL	营养素	AI	UL
能量[a]		钙(mg/d)	—[d]	—	350	1 500	维生素 A(μg RAE/d)[e]	350	600
MJ/(kg·d)	0.31[a]	磷(mg/d)	—	—	180	—	维生素 D(μg/d)	10	20
kcal/(kg·d)	75[a]	钾(mg/d)	—	—	600	—	维生素 E(mg α-TE/d)[f]	4	—
蛋白质(g/d)	17	钠(mg/d)	—	—	180	—	维生素 K(μg/d)	10	—
总碳水化合物(g/d)	80	镁(mg/d)	—	—	65	—	维生素 B_1(mg/d)	0.3	—
总脂肪(%E)[b]	40	氯(mg/d)	—	—	450	—	维生素 B_2(mg/d)	0.6	—
亚油酸(%E)	6.0	铁(mg/d)	7	10	—	—	烟酸(mg NE/d)[g]	2	—
α-亚麻酸/(%E)	0.67	碘(μg/d)	—	—	115	—	维生素 B_6(mg/d)	0.3	—
DHA(g/d)	0.1	锌(mg/d)	—	—	3.2	—	叶酸(μg DFE/d)[h]	100	—
水(mL/d)	900[c]	硒(μg/d)	—	—	20	80	维生素 B_{12}(μg/d)	0.6	—
		铜(mg/d)	—	—	0.3	—	泛酸(mg/d)	1.9	—
		氟(mg/d)	—	—	0.23	—	生物素(μg/d)	10	—
		铬(μg/d)	—	—	5	—	胆碱(mg/d)	140	—
		锰(mg/d)	—	—	0.7	—	维生素 C(mg/d)	40	—
		钼(μg/d)	—	—	6	—			

注:EAR,estimated average requirement,平均需要量;RNI,recommended nutrients intakes,参考摄入量;AI,adequate intake,适宜摄入量;UL,tolerable upper intake level,可耐受最高摄入量,有些营养素未制定 UL,主要是因为研究资料不充分,并不表示过量摄入没有健康风险。

a. EER,estimated engergy requirement,能量需要量。

b. %E 为占能量的百分比。

c. 水的总摄入量,包括食物中的水和饮水中的水;纯母乳喂养婴儿无须额外补充水分。

d. 未制定参考值者用“—”表示。

e. 维生素 A 的单位为视黄醇活性当量(RAE),1μgRAE= 膳食或补充剂来源全反式视黄醇(μg)+1/2 补充剂纯品全反式 β-胡萝卜素(μg)+1/12 膳食全反式 β-胡萝卜素(μg)+1/24 其他膳食维生素 A 类胡萝卜素(μg);维生素 A 的 UL 不包括维生素 A 原类胡萝卜素 RAE,因此维生素 A 的 UL 数值单位使用 μg/d。

f. α-生育酚当量(α-TE),膳食中总 α-TE 当量(mg)= 1 × α-生育酚(mg)+0.5 × β-生育酚(mg)+0.1 × γ-生育酚(mg)+0.02 × δ-生育酚(mg)+0.3 × α-三烯生育酚(mg)。

g. 烟酸当量(NE,mg)= 烟酸(mg)+1/60 色氨酸(mg)。

h. 膳食叶酸当量(DFE,μg)= 天然食物来源叶酸(μg)+1.7 × 合成叶酸(μg)。

表 6-3 中国 1~3 岁幼儿膳食营养素参考摄入量

能量/营养素	EAR	RNI		AI	AMDR/%E	营养素	EAR	RNI		UL	营养素	EAR		RNI		UL
		男	女					男	女			男	女	男	女	
能量[a]（MJ/d）						钙（mg/d）	400	500		1500	维生素 A（μg RAE/d）[h]	250	240	340	330	700
1 岁		3.77[a]	3.35[a]		—[b]	磷（mg/d）	250	300		—	维生素 D（μg/d）	8		10		20
2 岁		4.60[a]	4.18[a]		—	钾（mg/d）	—	900（AI）		—	维生素 E（mg α-TE/d）[i]	—		6（AI）		150
3 岁		5.23[a]	4.81[a]		—	钠（mg/d）	—	500~700（AI）[f]		—	维生素 K（μg/d）	—		30（AI）		—
蛋白质（g/d）						镁（mg/d）	110	140		—	维生素 B_1（mg/d）	0.5		0.6		—
1 岁	20	25			—	氯（mg/d）	—	800~1 100（AI）[g]		—	维生素 B_2（mg/d）	0.6	0.5	0.7	0.6	—
2 岁	20	25			—	铁（mg/d）	7	10		25	烟酸（mg NE/d）[j]	5	4	6	5	11/100[k]
3 岁	25	30			—	碘（μg/d）	65	90		—	维生素 B_6（mg/d）	0.5		0.6		20
总碳水化合物（g/d）	120	—			50~65	锌（mg/d）	3.2	4.0		9	叶酸（μg DFE/d）[l]	130		160		300[m]
膳食纤维（g/d）	—	—		5~10		硒（μg/d）	20	25		80	维生素 B_{12}（μg/d）	0.8		1.0		—
总脂肪（%E）[c]	—	—		35	—	铜（mg/d）	0.26	0.3		2.0	泛酸（mg/d）	—		2.1（AI）		—
亚油酸（%E）	—	—		4.0	—	氟（mg/d）	—	0.6（AI）		0.8	生物素（μg/d）	—		17（AI）		—
α-亚麻酸（%E）	—	—		0.60	—	铬（μg/d）	—	15（AI）		—	胆碱（mg/d）	—		170（AI）		1 000
EPA+DHA（g/d）						锰（mg/d）	—	2.0（AI）	1.5（AI）	—	维生素 C（mg/d）	35		40		400

续表

能量/营养素	EAR	RNI		AI	AMDR/%E	营养素	EAR	RNI		UL	营养素	EAR		RNI		UL
		男	女					男	女			男	女	男	女	
1岁	—	—		0.1[d]	—	钼(μg/d)	8	10		200						
2岁	—	—		0.1[d]	—											
3岁	—	—		0.2	—											
水(mL/d)		1 300[e]														

注:EAR,estimated average requirement,平均需要量;RNI,recommended nutrients intakes,参考摄入量;AI,adequate intake,适宜摄入量;UL,tolerable upper intake level,可耐受最高摄入量,有些营养素未制定UL,主要是因为研究资料不充分,并不表示过量摄入没有健康风险;AMDR,acceptable macronutrient distribution range,宏量营养素可接受范围。

a. EER,estimated engergy requirement,能量需要量;1 000kcal=4.184MJ,1MJ=239kcal;身体活动水平为中等强度。

b. 未制定参考值者用“—”表示。

c. %E为占能量的百分比。

d. DHA。

e. 水的总摄入量,包括食物中的水和饮水中的水。

f. 1岁~为500mg/d,2岁~为600mg/d,3岁~为700mg/d。

g. 1岁~为800mg/d,2岁~为90mg/d,3岁~为1 100mg/d。

h. 维生素A的单位为视黄醇活性当量(RAE),1μgRAE = 膳食或补充剂来源全反式视黄醇(μg)+1/2补充剂纯品全反式β-胡萝卜素(μg)+1/12膳食全反式β-胡萝卜素(μg)+1/24其他膳食维生素A类胡萝卜素(μg);维生素A的UL不包括维生素A原类胡萝卜素RAE,因此维生素A的UL数值单位使用μg/d。

i. α-生育酚当量(α-TE),膳食中总α-TE当量(mg)=1×α-生育酚(mg)+0.5×β-生育酚(mg)+0.1×γ-生育酚(mg)+0.02×δ-生育酚(mg)+0.3×α-三烯生育酚(mg)。

j. 烟酸当量(NE,mg)= 烟酸(mg)+1/60色氨酸(mg)。

k. 烟酰胺,单位为mg/d。

l. 膳食叶酸当量(DFE,μg)= 天然食物来源叶酸(μg)+1.7×合成叶酸(μg)。

m. 指合成叶酸摄入量上限,不包括天然食物来源叶酸,单位为μg/d。

表 6-4　中国 4~6 岁学龄前儿童膳食营养素参考摄入量

能量/营养素	EAR	RNI		AMDR/%E	营养素	EAR	RNI	PI	UL	营养素	EAR		RNI		UL
		男	女								男	女	男	女	
能量[a]（MJ/d）					钙（mg/d）	500	600		2 000	维生素 A（μg RAE/d）[d]	280	270	390	380	1 000
4 岁		5.44[a]	5.23[a]		磷（mg/d）	290	350	—	—	维生素 D（μg/d）	8		10		30
5 岁		5.86[a]	5.44[a]		钾（mg/d）	—	1 100（AI）	1 800	—	维生素 E（mg α-TE/d）[e]	—		7（AI）		200
6 岁		6.69[a]	6.07[a]		钠（mg/d）	—	800（AI）	≤1 000	—	维生素 K（μg/d）	—		40（AI）		—
蛋白质（g/d）					镁（mg/d）	130	160	—	—	维生素 B_1（mg/d）	0.7		0.9		—
4 岁	25	30		8~20	氯（mg/d）	—	1 200（AI）	—	—	维生素 B_2（mg/d）	0.7	0.6	0.9	0.8	—
5 岁	25	30		8~20	铁（mg/d）	7	10	—	30	烟酸（mg NE/d）[f]	6	5	7	6	15/130[g]
6 岁	30	35		10~20	碘（μg/d）	65	90	—	200	维生素 B_6（mg/d）	0.6		0.7		25
总碳水化合物（g/d）	120	—[b]		50~65	锌（mg/d）	4.6	5.5	—	13	叶酸（μg DFE/d）[h]	160		190		400[i]
添加糖（%E）	—	—		<10	硒（μg/d）	25	30	—	120	维生素 B_{12}（μg/d）	1.0		1.2		—
膳食纤维（g/d）	—	10~15（AI）		—	铜（mg/d）	0.3	0.4	—	3.0	泛酸（mg/d）	—		2.5（AI）		—
总脂肪（%E）[c]	—	—		20~30	氟（mg/d）	—	0.7（AI）	—	1.1	生物素（μg/d）	—		20（AI）		—
饱和脂肪酸	—	—		<8	铬（μg/d）	—	15（AI）	—	—	胆碱（mg/d）	—		200（AI）		1 000
亚油酸（%E）	—	4.0（AI）		—	锰（mg/d）	—	2.0（AI）	—	3.5	维生素 C（mg/d）	40		50		600

续表

能量/营养素	EAR	RNI		AMDR/%E	营养素	EAR	RNI	PI	UL	营养素	EAR		RNI		UL
		男	女								男	女	男	女	
α-亚麻酸（%E）	—	0.60（AI）		—	钼（μg/d）	10	12	—	300						
DHA+EPA（g/d）	—	0.2（AI）		—											
水[j]（mL/d）		800[k]/1 600[l]													

注：EAR，estimated average requirement，平均需要量；RNI，recommended nutrients intakes，参考摄入量；AI，adequate intake，适宜摄入量；UL，tolerable upper intake level，可耐受最高摄入量，有些营养素未制定 UL，主要是因为研究资料不充分，并不表示过量摄入没有健康风险；AMDR，acceptable macronutrient distribution range，宏量营养素可接受范围。

a. EER，estimated engergy requirement，能量需要量；1 000kcal=4.184MJ，1MJ=239kcal；身体活动水平为中等强度。

b. 未制定参考值者用“—”表示。

c. %E 为占能量的百分比。

d. 维生素 A 的单位为视黄醇活性当量（RAE），1μgRAE= 膳食或补充剂来源全反式视黄醇（μg）+1/2 补充剂纯品全反式β-胡萝卜素（μg）+1/12 膳食全反式 β-胡萝卜素（μg）+1/24 其他膳食维生素 A 类胡萝卜素（μg）；维生素 A 的 UL 不包括维生素 A 原类胡萝卜素 RAE，因此维生素 A 的 UL 数值单位使用 μg/d。

e. α-生育酚当量（α-TE），膳食中总 α-TE 当量（mg）=1 × α-生育酚（mg）+0.5 × β-生育酚（mg）+0.1 × γ-生育酚（mg）+0.02 × δ-生育酚（mg）+0.3 × α-三烯生育酚（mg）。

f. 烟酸当量（NE，mg）= 烟酸（mg）+1/60 色氨酸（mg）。

g. 烟酰胺，单位为 mg/d。

h. 膳食叶酸当量（DFE，μg）= 天然食物来源叶酸（μg）+1.7 × 合成叶酸（μg）。

i. 指合成叶酸摄入量上限，不包括天然食物来源叶酸，单位为 μg/d。

j. 水的适宜摄入量：温和气候条件下，低强度身体活动水平时的饮水摄入量；在不同温湿度和/或不同强度身体活动水平时应进行相应调整。

k. 饮水量。

l. 水的总摄入量，包括食物中的水和饮水中的水。

表 6-5　中国 7~8 岁学龄儿童膳食营养素参考摄入量

能量/营养素	EAR		RNI		AMDR/%E	营养素	EAR	RNI	PI	UL	营养素	EAR		RNI		UL
	男	女	男	女								男	女	男	女	
能量[a]（MJ/d）						钙（mg/d）	650	800		2 000	维生素 A（μg RAE/d）[d]	300	280	430	390	1 300
7 岁			7.11[a]	6.49[a]		磷（mg/d）	370	440			维生素 D（μg/d）	8		10		45
8 岁			7.74[a]	7.11[a]		钾（mg/d）		1 300（AI）	2 200		维生素 E（mg α-TE/d）[e]			9（AI）		300
蛋白质（g/d）						钠（mg/d）		900（AI）	≤1 200		维生素 K（μg/d）			50（AI）		
7 岁	30		40		10~20	镁（mg/d）	170	200			维生素 B_1（mg/d）	0.8	0.7	1.0	0.9	
8 岁	35		40		10~20	氯（mg/d）		1 400（AI）			维生素 B_2（mg/d）	0.8	0.7	1.0	0.9	
总碳水化合物（g/d）	120		—[b]		50~65	铁（mg/d）	9	12		35	烟酸（mg NE/d）[f]	7	6	9	8	19/160[g]
添加糖（%E）	—		—		<10	碘（μg/d）	65	90		250	维生素 B_6（mg/d）	0.7		0.8		32
膳食纤维（g/d）	—		15~20（AI）		—	锌（mg/d）	5.9	7.0		21	叶酸（μg DFE/d）[h]	200		240		500[i]
总脂肪（%E）[c]	—		—		20~30	硒（μg/d）	30	40		150	维生素 B_{12}（μg/d）	1.2		1.4		
饱和脂肪酸	—		—		<8	铜（mg/d）	0.38	0.5		3.0	泛酸（mg/d）			3.1（AI）		
亚油酸（%E）	—		4.0（AI）		—	氟（mg/d）		0.9（AI）		1.5	生物素（μg/d）			25（AI）		

续表

能量/营养素	EAR		RNI		AMDR/%E	营养素	EAR	RNI	PI	UL	营养素	EAR		RNI		UL
	男	女	男	女								男	女	男	女	
α-亚麻酸（%E）	—		0.60（AI）		—	铬（μg/d）		20（AI）			胆碱（mg/d）			250（AI）		2 000
DHA+EPA（g/d）	—		0.2（AI）		—	锰（mg/d）		2.5（AI）		5.0	维生素 C（mg/d）	50		60		800
水[j]（mL/d）			1 000[k]/1 800[l]			钼（μg/d）	12	15		400						

注：EAR，estimated average requirement，平均需要量；RNI，recommended nutrients intakes，参考摄入量；AI，adequate intake，适宜摄入量；UL，tolerable upper intake level，可耐受最高摄入量，有些营养素未制定 UL，主要是因为研究资料不充分，并不表示过量摄入没有健康风险；AMDR，acceptable macronutrient distribution range，宏量营养素可接受范围。

a. EER，estimated engergy requirement，能量需要量；1 000kcal=4.184MJ，1MJ=239kcal；身体活动水平为中等强度。

b. 未制定参考值者用“—”表示。

c. %E 为占能量的百分比。

d. 维生素 A 的单位为视黄醇活性当量（RAE），1μgRAE = 膳食或补充剂来源全反式视黄醇（μg）+1/2 补充剂纯品全反式 β-胡萝卜素（μg）+1/12 膳食全反式 β-胡萝卜素（μg）+1/24 其他膳食维生素 A 类胡萝卜素（μg）；维生素 A 的 UL 不包括维生素 A 原类胡萝卜素 RAE，因此维生素 A 的 UL 数值单位使用 μg/d。

e. α-生育酚当量（α-TE），膳食中总 α-TE 当量（mg）= 1 × α-生育酚（mg）+0.5 × β-生育酚（mg）+0.1 × γ-生育酚（mg）+0.02 × δ-生育酚（mg）+0.3 × α-三烯生育酚（mg）。

f. 烟酸当量（NE，mg）= 烟酸（mg）+1/60 色氨酸（mg）。

g. 烟酰胺，单位为 mg/d。

h. 膳食叶酸当量（DFE，μg）= 天然食物来源叶酸（μg）+1.7 × 合成叶酸（μg）。

i. 指合成叶酸摄入量上限，不包括天然食物来源叶酸，单位为 μg/d。

j. 水的适宜摄入量：温和气候条件下，低强度身体活动水平时的饮水摄入量；在不同温湿度和/或不同强度身体活动水平时应进行相应调整。

k. 饮水量。

l. 水的总摄入量，包括食物中的水和饮水中的水。

表 6-6 中国 9~11 岁学龄儿童膳食营养素参考摄入量

能量/营养素	EAR		RNI		AMDR/%E	营养素	EAR	RNI		PI	UL	营养素	EAR		RNI		UL
	男	女	男	女				男	女				男	女	男	女	
能量[a]（MJ/d）						钙（mg/d）	800	1 000		—	2 000	维生素 A（μg RAE/d）[d]	400	380	560	540	1 800
9 岁			8.16[a]	7.53[a]	—	磷（mg/d）	460	550		—	—	维生素 D（μg/d）	8		10		45
10 岁			8.58[a]	7.95[a]		钾（mg/d）	—	1 600（AI）		2 800	—	维生素 E（mg α-TE/d）[e]	—		11（AI）		400
11 岁			9.20[a]	8.37[a]		钠（mg/d）	—	1 100（AI）		≤1 500	—	维生素 K（μg/d）	—		60（AI）		—
蛋白质（g/d）						镁（mg/d）	210	250		—	—	维生素 B_1（mg/d）	0.9	0.8	1.1	1.0	—
9 岁	40		45		10~20	氯（mg/d）	—	1 700（AI）		—	—	维生素 B_2（mg/d）	0.9	0.8	1.1	1.0	—
10 岁	40		50		10~20	铁（mg/d）	12	16		—	35	烟酸（mg NE/d）[f]	9	8	10		23/200[g]
11 岁	45		55		10~20	碘（μg/d）	65	90		—	250	维生素 B_6（mg/d）	0.8		1.0		40
总碳水化合物（g/d）	120		—[b]		50~65	锌（mg/d）	5.9	7.0		—	—	叶酸（μg DFE/d）[h]	240		290		650[i]
添加糖	—		—		<10	硒（μg/d）	40	45		—	24	维生素 B_{12}（μg/d）	1.5		1.8		—
膳食纤维（g/d）	—		15~20（AI）		—	铜（mg/d）	0.47	0.6		—	200	泛酸（mg/d）	—		3.8（AI）		—
总脂肪（%E）[c]	—		—		20~30	氟（mg/d）	—	1.1（AI）		—	5.0	生物素（μg/d）	—		30（AI）		—
饱和脂肪酸	—		—		<8	铬（μg/d）	—	25（AI）		—	2.0	胆碱（mg/d）	—		300（AI）		2 000

续表

能量/营养素	EAR		RNI		AMDR/%E	营养素	EAR	RNI		PI	UL	营养素	EAR		RNI		UL
	男	女	男	女				男	女				男	女	男	女	
亚油酸(%E)	—		4.0(AI)		—	锰(mg/d)	—	3.5(AI)	3.0(AI)	—	6.5	维生素 C(mg/d)	65		75		1 100
α-亚麻酸(%E)	—		0.60(AI)		—	钼(μg/d)	15	20		—	500						
DHA+EPA(g/d)	—		0.2(AI)		—												
水 [j](mL/d)			1 000[k]/1 800[l]														

注：EAR，estimated average requirement，平均需要量；RNI，recommended nutrients intakes，参考摄入量；AI，adequate intake，适宜摄入量；UL，tolerable upper intake level，可耐受最高摄入量，有些营养素未制定 UL，主要是因为研究资料不充分，并不表示过量摄入没有健康风险；AMDR，acceptable macronutrient distribution range，宏量营养素可接受范围。

a. EER，estimated engergy requirement，能量需要量；1 000kcal=4.184MJ，1MJ=239kcal；身体活动水平为中等强度。

b. 未制定参考值者用“—”表示。

c. %E 为占能量的百分比。

d. 维生素 A 的单位为视黄醇活性当量（RAE），1μgRAE= 膳食或补充剂来源全反式视黄醇（μg）+1/2 补充剂纯品全反式 β-胡萝卜素（μg）+1/12 膳食全反式 β-胡萝卜素（μg）+1/24 其他膳食维生素 A 类胡萝卜素（μg）；维生素 A 的 UL 不包括维生素 A 原类胡萝卜素 RAE，因此维生素 A 的 UL 数值单位使用 μg/d。

e. α-生育酚当量（α-TE），膳食中总 α-TE 当量（mg）=1 × α-生育酚（mg）+0.5 × β-生育酚（mg）+0.1 × γ-生育酚（mg）+0.02 × δ-生育酚（mg）+0.3 × α-三烯生育酚（mg）。

f. 烟酸当量（NE，mg）= 烟酸（mg）+1/60 色氨酸（mg）。

g. 烟酰胺，单位为 mg/d。

h. 膳食叶酸当量（DFE，μg）= 天然食物来源叶酸（μg）+1.7 × 合成叶酸（μg）。

i. 指合成叶酸摄入量上限，不包括天然食物来源叶酸，单位为 μg/d。

j. 水的适宜摄入量：温和气候条件下，低强度身体活动水平时的饮水摄入量；在不同温湿度和/或不同强度身体活动水平时应进行相应调整。

k. 饮水量。

l. 水的总摄入量，包括食物中的水和饮水中的水。

表 6-7　中国 12~14 岁青少年膳食营养素参考摄入量

能量或营养素	EAR		RNI		AMDR/%E	营养素	EAR		RNI		PI	UL	营养素	EAR		RNI		UL
	男	女	男	女			男	女	男	女				男	女	男	女	
能量[a]（MJ/d）						钙（mg/d）	850		1 000		—	2 000	维生素 A（μg RAE/d）[e]	560	520	780	730	2 400
PAL（Ⅰ）			9.62[a]	8.16[a]		磷（mg/d）	580		700		—	—	维生素 D（μg/d）	8		10		50
PAL（Ⅱ）			10.88[a]	9.20[a]		钾（mg/d）	—		1 800（AI）		3 200	—	维生素 E（mg α-TE/d）[f]	—		13（AI）		500
PAL（Ⅲ）			12.13[a]	10.25[a]		钠（mg/d）	—		1 400（AI）		≤1 900	—	维生素 K（μg/d）	—		70（AI）		—
蛋白质（g/d）	55	50	70	60	10~20	镁（mg/d）	260		320		—	—	维生素 B_1（mg/d）	1.2	1.0	1.4	1.2	
总碳水化合物（%E）[c]	150[d]		—[b]		50~65	氯（mg/d）	—		2 200（AI）		—	—	维生素 B_2（mg/d）	1.2	1.0	1.4	1.2	—
添加糖（%E）					<10	铁（mg/d）	12	14	16	18	—	40	烟酸（mg NE/d）[g]	11	10	13	12	30/260[h]
膳食纤维（g/d）	—		20~25（AI）		—	碘（μg/d）	80		110		—	300	维生素 B_6（mg/d）	1.1		1.3		50
总脂肪（%E）	—		—		20~30	锌（mg/d）	7.0	6.3	8.5	7.5	—	32	叶酸（μg DFE/d）[i]	310		370		800[j]
饱和脂肪酸（%E）	—		—		<8	硒（μg/d）	50		60		—	300	维生素 B_{12}（μg/d）	1.7		2.0		—
亚油酸（%E）	—		4.0（AI）		—	铜（mg/d）	0.56		0.7		—	6.0	泛酸（mg/d）	—		4.9（AI）		—
α-亚麻酸（%E）	—		0.60（AI）		—	氟（mg/d）	—		1.4（AI）		—	2.4	生物素（μg/d）	—		35（AI）		—

续表

能量或营养素	EAR		RNI		AMDR/%E	营养素	EAR		RNI		PI	UL	营养素	EAR		RNI		UL
	男	女	男	女			男	女	男	女				男	女	男	女	
DHA+EPA(g/d)	—		0.25(AI)		—	铬(μg/d)	—		33(AI)	30(AI)	—	—	胆碱(mg/d)	—		380(AI)		2 000
水^{k}(mL/d)			1 300^{l}/2 300^{m}	1 100^{l}/2 000^{m}		锰(mg/d)	—		4.5(AI)	4.0(AI)	—	9.0	维生素C(mg/d)	80		95		1 600
						钼(μg/d)	20		25		—	700						

注:EAR,estimated average requirement,平均需要量;RNI,recommended nutrients intakes,参考摄入量;AI,adequate intake,适宜摄入量;UL,tolerable upper intake level,可耐受最高摄入量,有些营养素未制定UL,主要是因为研究资料不充分,并不表示过量摄入没有健康风险;AMDR,acceptable macronutrient distribution range,宏量营养素可接受范围;PI,proposed intakes for preventing non-communicable chronic disease,预防非传染性慢性病的建议摄入量;PAL,physical activity level,身体活动水平:Ⅰ=1.40(低强度),Ⅱ=1.70(中等强度),Ⅲ=2.00(高强度)。

a. EER,estimated engergy requirement,能量需要量;1 000kcal=4.184MJ,1MJ=239kcal。

b. 未制定参考值者用"—"表示。

c. %E为占能量的百分比。

d. 单位为g/d。

e. 维生素A的单位为视黄醇活性当量(RAE),1μgRAE=膳食或补充剂来源全反式视黄醇(μg)+1/2补充剂纯品全反式β-胡萝卜素(μg)+1/12膳食全反式β-胡萝卜素(μg)+1/24其他膳食维生素A类胡萝卜素(μg);维生素A的UL不包括维生素A原类胡萝卜素RAE,因此维生素A的UL数值单位使用μg/d。

f. α-生育酚当量(α-TE),膳食中总α-TE当量(mg)=1×α-生育酚(mg)+0.5×β-生育酚(mg)+0.1×γ-生育酚(mg)+0.02×δ-生育酚(mg)+0.3×α-三烯生育酚(mg)。

g. 烟酸当量(NEmg)=烟酸(mg)+1/60色氨酸(mg)。

h. 烟酰胺,单位为mg/d。

i. 膳食叶酸当量(DFE,μg)=天然食物来源叶酸(μg)+1.7×合成叶酸(μg)。

j. 指合成叶酸摄入量上限,不包括天然食物来源叶酸,单位为μg/d。

k. 水的适宜摄入量:温和气候条件下,低强度身体活动水平时的饮水摄入量;在不同温湿度和/或不同强度身体活动水平时应进行相应调整。

l. 饮水量。

m. 水的总摄入量,包括食物中的水和饮水中的水。

表 6-8　中国 15~17 岁青少年膳食营养素参考摄入量

能量或营养素	EAR		RNI		AMDR/%E	营养素	EAR		RNI		PI	UL	营养素	EAR		RNI		UL
	男	女	男	女			男	女	男	女				男	女	男	女	
能量[a]（MJ/d）						钙（mg/d）	800		1 000		—	2 000	维生素 A（μg RAE/d）[e]	580	480	810	670	2 800
PAL（Ⅰ）			10.88[a]	8.79[a]		磷（mg/d）	600		720		—	—	维生素 D（μg/d）	8		10		50
PAL（Ⅱ）			12.34[a]	9.83[a]		钾（mg/d）	—		2 000（AI）		3 600	—	维生素 E（mg α-TE/d）[f]	—		14（AI）		600
PAL（Ⅲ）			13.81[a]	11.09[a]		钠（mg/d）	—		1 600（AI）		≤2 100	—	维生素 K（μg/d）	—		75（AI）		—
蛋白质（g/d）	60	50	75	60	10~20	镁（mg/d）	270		330		—	—	维生素 B_1（mg/d）	1.4	1.1	1.6	1.3	—
总碳水化合物（%E）[c]	150[d]		—[b]		50~65	氯（mg/d）	—		2 500		—	—	维生素 B_2（mg/d）	1.3	1.0	1.6	1.2	—
添加糖（%E）					<10	铁（mg/d）	12	14	16	18	—	40	烟酸（mg NE/d）[g]	13	10	15	12	33/290[h]
膳食纤维（g/d）	—		25~30（AI）		—	碘（μg/d）	85		120		—	500	维生素 B_6（mg/d）	1.2		1.4		55
总脂肪（%E）	—		—		20~30	锌（mg/d）	9.7	6.5	11.5	8.0	—	37	叶酸（μg DFE/d）[i]	320		400		900[j]
饱和脂肪酸（%E）	—		—		<8	硒（μg/d）	50		60		—	350	维生素 B_{12}（μg/d）	2.1		2.5		—
亚油酸（%E）	—		4.0（AI）		—	铜（mg/d）	0.59		0.8		—	7.0	泛酸（mg/d）	—		5.0（AI）		—
α-亚麻酸（%E）	—		0.60（AI）		—	氟（mg/d）	—		1.5（AI）		—	3.5	生物素（μg/d）	—		40		—

续表

能量或营养素	EAR		RNI		AMDR/%E	营养素	EAR		RNI		PI	UL	营养素	EAR		RNI		UL
	男	女	男	女			男	女	男	女				男	女	男	女	
DHA+EPA（g/d）	—		0.25（AI）		—	铬（μg/d）	—		35（AI）	30（AI）	—	—	胆碱（mg/d）	—		450（AI）	380（AI）	2 500
水[k]（mL/d）			1 400[l]/2 500[m]	1 200[l]/2 200[m]		锰（mg/d）	—		5.0（AI）	4.0（AI）	—	10	维生素 C（mg/d）	85		100		1 800
						钼（μg/d）	20		25		—	800						

注：EAR，estimated average requirement，平均需要量；RNI，recommended nutrients intakes，参考摄入量；AI，adequate intake，适宜摄入量；UL，tolerable upper intake level，可耐受最高摄入量，有些营养素未制定 UL，主要是因为研究资料不充分，并不表示过量摄入没有健康风险；AMDR，acceptable macronutrient distribution range，宏量营养素可接受范围；PI，proposed intakes for preventing non-communicable chronic disease，预防非传染性慢性病的建议摄入量；PAL，physical activity level，身体活动水平：Ⅰ=1.40（低强度），Ⅱ=1.70（中等强度），Ⅲ=2.00（高强度）。

a. EER，estimated engergy requirement，能量需要量；1 000kcal=4.184MJ，1MJ=239kcal。

b. 未制定参考值者用“—”表示。

c. %E 为占能量的百分比。

d. 单位为 g/d。

e. 维生素 A 的单位为视黄醇活性当量（RAE），1μgRAE= 膳食或补充剂来源全反式视黄醇（μg）+1/2 补充剂纯品全反式β-胡萝卜素（μg）+1/12 膳食全反式β-胡萝卜素（μg）+1/24 其他膳食维生素 A 类胡萝卜素（μg）；维生素 A 的 UL 不包括维生素 A 原类胡萝卜素 RAE，因此维生素 A 的 UL 数值单位使用 μg/d。

f. α-生育酚当量（α-TE），膳食中总α-TE 当量（mg）=1×α-生育酚（mg）+0.5×β-生育酚（mg）+0.1×γ-生育酚（mg）+0.02×δ-生育酚（mg）+0.3×α-三烯生育酚（mg）。

g. 烟酸当量（NE，mg）= 烟酸（mg）+1/60 色氨酸（mg）。

h. 烟酰胺，单位为 mg/d。

i. 膳食叶酸当量（DFE，μg）= 天然食物来源叶酸（μg）+1.7×合成叶酸（μg）。

j. 指合成叶酸摄入量上限，不包括天然食物来源叶酸，单位为 μg/d。

k. 水的适宜摄入量：温和气候条件下，低强度身体活动水平时的饮水摄入量；在不同温湿度和/或不同强度身体活动水平时应进行相应调整。

l. 饮水量。

m. 水的总摄入量，包括食物中的水和饮水中的水。

表 6-9　中国 18~29 岁成年男性膳食营养素参考摄入量

能量或营养素	EAR	RNI	AMDR/%E	营养素	EAR	RNI	PI	UL	营养素	EAR	RNI	PI	UL
能量[a]（MJ/d）				钙（mg/d）	650	800	—	2 000	维生素 A（μg RAE/d）[e]	550	770	—	3 000
PAL（Ⅰ）		9.00[a]		磷（mg/d）	600	720	—	3 500	维生素 D（μg/d）	8	10	—	50
PAL（Ⅱ）		10.67[a]		钾（mg/d）	—	2 000（AI）	3 600	—	维生素 E（mg α-TE/d）[f]	—	14（AI）	—	700
PAL（Ⅲ）		12.55[a]		钠（mg/d）	—	1 500（AI）	≤2 000	—	维生素 K（μg/d）	—	80（AI）	—	—
蛋白质（g/d）	60	65	10~20	镁（mg/d）	270	330	—	—	维生素 B_1（mg/d）	1.2	1.4	—	—
总碳水化合物（%E）[c]	120[d]	—[b]	50~65	氯（mg/d）	—	2 300（AI）	—	—	维生素 B_2（mg/d）	1.2	1.4	—	—
添加糖（%E）	—	—	<10	铁（mg/d）	9	12	—	42	烟酸（mg NE/d）[g]	12	15	—	35/310[h]
膳食纤维（g/d）	—	25~30（AI）	—	碘（μg/d）	85	120	—	600	维生素 B_6（mg/d）	1.2	1.4	—	60
总脂肪（%E）	—	—	20~30	锌（mg/d）	10.1	12.0	—	40	叶酸（μg DFE/d）[i]	320	400	—	1 000[j]
饱和脂肪酸（%E）	—	—	<10	硒（μg/d）	50	60	—	400	维生素 B_{12}（μg/d）	2.0	2.4	—	—
n-6 多不饱和脂肪酸（%E）	—	—	2.5~9.0	铜（mg/d）	0.62	0.8	—	8	泛酸（mg/d）	—	5.0（AI）	—	—
亚油酸（%E）	—	4.0（AI）	—	氟（mg/d）	—	1.5（AI）	—	3.5	生物素（μg/d）	—	40（AI）	—	—

续表

能量或营养素	EAR	RNI	AMDR/%E	营养素	EAR	RNI	PI	UL	营养素	EAR	RNI	PI	UL
n-3多不饱和脂肪酸（%E）	—	—	0.5~2.0	铬（μg/d）	—	35（AI）	—	—	胆碱（mg/d）	—	450	—	3 000
α-亚麻酸（%E）	—	0.60（AI）	—	锰（mg/d）	—	4.5（AI）	—	11	维生素C（mg/d）	85	100	200	2 000
DHA+EPA（g/d）	—	—	0.25~2.00[d]	钼（μg/d）	20	25	—	900					
水[k]（mL/d）	1 700[l]/3 000[m]												

注：EAR，estimated average requirement，平均需要量；RNI，recommended nutrients intakes，参考摄入量；AI，adequate intake，适宜摄入量；UL，tolerable upper intake level，可耐受最高摄入量，有些营养素未制定UL，主要是因为研究资料不充分，并不表示过量摄入没有健康风险；AMDR，acceptable macronutrient distribution range，宏量营养素可接受范围；PI，proposed intakes for preventing non-communicable chronic disease，预防非传染性慢性病的建议摄入量；PAL，physical activity level，身体活动水平：Ⅰ=1.50（低强度），Ⅱ=1.75（中等强度），Ⅲ=2.00（高强度）。

a. EER，estimated engergy requirement，能量需要量；1 000kcal=4.184MJ，1MJ=239kcal。

b. 未制定参考值者用“—”表示。

c. %E为占能量的百分比。

d. 单位为g/d。

e. 维生素A的单位为视黄醇活性当量（RAE），1μg RAE=膳食或补充剂来源全反式视黄醇（μg）+1/2补充剂纯品全反式β-胡萝卜素（μg）+1/12膳食全反式β-胡萝卜素（μg）+1/24其他膳食维生素A类胡萝卜素（μg）；维生素A的UL不包括维生素A原类胡萝卜素RAE，因此维生素A的UL数值单位使用μg/d。

f. α-生育酚当量（α-TE），膳食中总α-TE当量（mg）=1×α-生育酚（mg）+0.5×β-生育酚（mg）+0.1×γ-生育酚（mg）+0.02×δ-生育酚（mg）+0.3×α-三烯生育酚（mg）。

g. 烟酸当量（NE，mg）=烟酸（mg）+1/60色氨酸（mg）。

h. 烟酰胺，单位为mg/d。

i. 膳食叶酸当量（DFE，μg）=天然食物来源叶酸（μg）+1.7×合成叶酸（μg）。

j. 指合成叶酸摄入量上限，不包括天然食物来源叶酸，单位为μg/d。

k. 水的适宜摄入量：温和气候条件下，低强度身体活动水平时的饮水摄入量；在不同温湿度和/或不同强度身体活动水平时应进行相应调整。

l. 饮水量。

m. 水的总摄入量，包括食物中的水和饮水中的水。

表 6-10　中国 18~29 岁成年女性膳食营养素参考摄入量

能量或营养素	EAR	RNI	AMDR/%E	营养素	EAR	RNI	PI	UL	营养素	EAR	RNI	PI	UL
能量[a]（MJ/d）				钙（mg/d）	650	800	—	2 000	维生素 A（μg RAE/d）[e]	470	660	—	3 000
PAL（Ⅰ）		7.11[a]		磷（mg/d）	600	720	—	3 500	维生素 D（μg/d）	8	10	—	50
PAL（Ⅱ）		8.79[a]		钾（mg/d）	—	2 000（AI）	3 600	—	维生素 E（mg α-TE/d）[f]	—	14（AI）	—	700
PAL（Ⅲ）		10.25[a]		钠（mg/d）	—	1 500（AI）	≤2 000	—	维生素 K（μg/d）	—	80（AI）	—	—
蛋白质（g/d）	50	55	10~20	镁（mg/d）	270	330	—	—	维生素 B_1（mg/d）	1.0	1.2	—	—
总碳水化合物（%E）[c]	120[d]	—[b]	50~65	氯（mg/d）	—	2 300（AI）	—	—	维生素 B_2（mg/d）	1.0	1.2	—	—
添加糖（%E）	—	—	<10	铁（mg/d）	12	18	—	42	烟酸（mg NE/d）[g]	10	12	—	35/310[h]
膳食纤维（g/d）	—	25~30（AI）	—	碘（μg/d）	85	120	—	600	维生素 B_6（mg/d）	1.2	1.4	—	60
总脂肪（%E）	—	—	20~30	锌（mg/d）	6.9	8.5	—	40	叶酸（μg DFE/d）[i]	320	400	—	1 000[j]
饱和脂肪酸（%E）	—	—	<10	硒（μg/d）	50	60	—	400	维生素 B_{12}（μg/d）	2.0	2.4	—	—
n-6 多不饱和脂肪酸（%E）	—	—	2.5~9.0	铜（mg/d）	0.62	0.8	—	8	泛酸（mg/d）	—	5.0（AI）	—	—
亚油酸（%E）	—	4.0（AI）	—	氟（mg/d）	—	1.5（AI）	—	3.5	生物素（μg/d）	—	40（AI）	—	—

续表

能量或营养素	EAR	RNI	AMDR/%E	营养素	EAR	RNI	PI	UL	营养素	EAR	RNI	PI	UL
n-3 多不饱和脂肪酸（%E）	—	—	0.5~2.0	铬（μg/d）	—	30（AI）	—	—	胆碱（mg/d）	—	380	—	3 000
α-亚麻酸（%E）	—	0.60（AI）	—	锰（mg/d）	—	4.0（AI）	—	11	维生素 C（mg/d）	85	100	200	2 000
DHA+EPA（g/d）	—	—	0.25~2.00[d]	钼（μg/d）	20	25	—	900					
水[k]（mL/d）	1 500[l]/2 700[m]												

注：EAR，estimated average requirement，平均需要量；RNI，recommended nutrients intakes，参考摄入量；AI，adequate intake，适宜摄入量；UL，tolerable upper intake level，可耐受最高摄入量，有些营养素未制定 UL，主要是因为研究资料不充分，并不表示过量摄入没有健康风险；AMDR，acceptable macronutrient distribution range，宏量营养素可接受范围；PI，proposed intakes for preventing non-communicable chronic disease，预防非传染性慢性病的建议摄入量；PAL，physical activity level，身体活动水平：Ⅰ=1.50（低强度），Ⅱ=1.75（中等强度），Ⅲ=2.00（高强度）。

a. EER，estimated engergy requirement，能量需要量；1 000kcal=4.184MJ，1MJ=239kcal。

b. 未制定参考值者用“—”表示。

c. %E 为占能量的百分比。

d. 单位为 g/d。

e. 维生素A的单位为视黄醇活性当量（RAE），1μg RAE=膳食或补充剂来源全反式视黄醇（μg）+1/2补充剂纯品全反式β-胡萝卜素（μg）+1/12 膳食全反式 β-胡萝卜素（μg）+1/24 其他膳食维生素 A 类胡萝卜素（μg）；维生素 A 的 UL 不包括维生素 A 原类胡萝卜素 RAE，因此维生素 A 的 UL 数值单位使用 μg/d。

f. α-生育酚当量（α-TE），膳食中总α-TE 当量（mg）=1 × α-生育酚（mg）+0.5 × β-生育酚（mg）+0.1 × γ-生育酚（mg）+0.02 × δ-生育酚（mg）+0.3 × α-三烯生育酚（mg）。

g. 烟酸当量（NE，mg）= 烟酸（mg）+1/60 色氨酸（mg）。

h. 烟酰胺，单位为 mg/d。

i. 膳食叶酸当量（DFE，μg）= 天然食物来源叶酸（μg）+1.7 × 合成叶酸（μg）。

j. 指合成叶酸摄入量上限，不包括天然食物来源叶酸，单位为 μg/d。

k. 水的适宜摄入量：温和气候条件下，低强度身体活动水平时的饮水摄入量；在不同温湿度和/或不同强度身体活动水平时应进行相应调整。

l. 饮水量。

m. 水的总摄入量，包括食物中的水和饮水中的水。

表 6-11　中国 30~49 岁成年男性膳食营养素参考摄入量

能量或营养素	EAR	RNI	AMDR/%E	营养素	EAR	RNI	PI	UL	营养素	EAR	RNI	PI	UL
能量[a]（MJ/d）				钙（mg/d）	650	800	—	2 000	维生素 A（μg RAE/d）[e]	550	770	—	3 000
PAL（Ⅰ）		8.58[a]		磷（mg/d）	590	710	—	3 500	维生素 D（μg/d）	8	10	—	50
PAL（Ⅱ）		10.46[a]		钾（mg/d）	—	2 000（AI）	3 600	—	维生素 E（mg α-TE/d）[f]	—	14（AI）	—	700
PAL（Ⅲ）		12.34[a]		钠（mg/d）	—	1 500（AI）	≤2 000	—	维生素 K（μg/d）	—	80（AI）	—	—
蛋白质（g/d）	60	65	10~20	镁（mg/d）	270	320	—	—	维生素 B_1（mg/d）	1.2	1.4	—	—
总碳水化合物（%E）[c]	120[d]	—[b]	50~65	氯（mg/d）	—	2 300（AI）	—	—	维生素 B_2（mg/d）	1.2	1.4	—	—
添加糖（%E）			<10	铁（mg/d）	9	12	—	42	烟酸（mg NE/d）[g]	12	15	—	35/310[h]
膳食纤维（g/d）	—	25~30（AI）	—	碘（μg/d）	85	120	—	600	维生素 B_6（mg/d）	1.2	1.4	—	60
总脂肪（%E）	—	—	20~30	锌（mg/d）	10.1	12.0	—	40	叶酸（μg DFE/d）[i]	320	400	—	1 000[j]
饱和脂肪酸（%E）	—	—	<10	硒（μg/d）	50	60	—	400	维生素 B_{12}（μg/d）	2.0	2.4	—	—
n-6 多不饱和脂肪酸（%E）	—	—	2.5~9.0	铜（mg/d）	0.60	0.8	—	8.0	泛酸（mg/d）	—	5.0（AI）	—	—
亚油酸（%E）	—	4.0（AI）	—	氟（mg/d）	—	1.5（AI）	—	3.5	生物素（μg/d）	—	40（AI）	—	—

续表

能量或营养素	EAR	RNI	AMDR/%E	营养素	EAR	RNI	PI	UL	营养素	EAR	RNI	PI	UL
n-3 多不饱和脂肪酸（%E）	—	—	0.5~2.0	铬（μg/d）	—	35（AI）	—	—	胆碱（mg/d）	—	450	—	3 000
α-亚麻酸（%E）	—	0.60（AI）		锰（mg/d）	—	4.5（AI）	—	11	维生素 C（mg/d）	85	100	200	2 000
DHA+EPA（g/d）	—	—	0.25~2.00[d]	钼（μg/d）	20	25	—	900					
水[k]（mL/d）		1 700[l]/3 000[m]											

注：EAR，estimated average requirement，平均需要量；RNI，recommended nutrients intakes，参考摄入量；AI，adequate intake，适宜摄入量；UL，tolerable upper intake level，可耐受最高摄入量，有些营养素未制定 UL，主要是因为研究资料不充分，并不表示过量摄入没有健康风险；AMDR，acceptable macronutrient distribution range，宏量营养素可接受范围；PI，proposed intakes for preventing non-communicable chronic disease，预防非传染性慢性病的建议摄入量；PAL，physical activity level，身体活动水平：Ⅰ=1.40（低强度），Ⅱ=1.70（中等强度），Ⅲ=2.00（高强度）。

a. EER，estimated engergy requirement，能量需要量；1 000kcal=4.184MJ，1MJ=239kcal。

b. 未制定参考值者用“—”表示。

c. %E 为占能量的百分比。

d. 单位为 g/d。

e. 维生素A的单位为视黄醇活性当量（RAE），1μg RAE=膳食或补充剂来源全反式视黄醇（μg）+1/2补充剂纯品全反式β-胡萝卜素（μg）+1/12 膳食全反式 β-胡萝卜素（μg）+1/24 其他膳食维生素 A 类胡萝卜素（μg）；维生素 A 的 UL 不包括维生素 A 原类胡萝卜素 RAE，因此维生素 A 的 UL 数值单位使用 μg/d。

f. α-生育酚当量（α-TE），膳食中总 α-TE 当量（mg）=1 × α-生育酚（mg）+0.5 × β-生育酚（mg）+0.1 × γ-生育酚（mg）+0.02 × δ-生育酚（mg）+0.3 × α-三烯生育酚（mg）。

g. 烟酸当量（NE，mg）= 烟酸（mg）+1/60 色氨酸（mg）。

h. 烟酰胺，单位为 mg/d。

i. 膳食叶酸当量（DFE，μg）= 天然食物来源叶酸（μg）+1.7 × 合成叶酸（μg）。

j. 指合成叶酸摄入量上限，不包括天然食物来源叶酸，单位为 μg/d。

k. 水的适宜摄入量：温和气候条件下，低强度身体活动水平时的饮水摄入量；在不同温湿度和/或不同强度身体活动水平时应进行相应调整。

l. 饮水量。

m. 水的总摄入量，包括食物中的水和饮水中的水。

表 6-12 中国 30~49 岁成年女性膳食营养素参考摄入量

能量或营养素	EAR	RNI	AMDR/%E	营养素	EAR	RNI	PI	UL	营养素	EAR	RNI	PI	UL
能量[a](MJ/d)				钙(mg/d)	650	800	—	2 000	维生素 A(μg RAE/d)[e]	470	660	—	3 000
PAL(Ⅰ)		7.11[a]		磷(mg/d)	590	710	—	3 500	维生素 D(μg/d)	8	10	—	50
PAL(Ⅱ)		8.58[a]		钾(mg/d)	—	2 000(AI)	3 600	—	维生素 E(mg α-TE/d)[f]	—	14(AI)	—	700
PAL(Ⅲ)		10.04[a]		钠(mg/d)	—	1 500(AI)	≤2 000	—	维生素 K(μg/d)	—	80(AI)	—	—
蛋白质(g/d)	50	55	10~20	镁(mg/d)	270	320	—	—	维生素 B_1(mg/d)	1.0	1.2	—	—
总碳水化合物(%E)[c]	120[d]	—[b]	50~65	氯(mg/d)	—	2 300(AI)	—	—	维生素 B_2(mg/d)	1.0	1.2	—	—
添加糖(%E)			<10	铁(mg/d)	12	18	—	42	烟酸(mg NE/d)[g]	10	12	—	35/310[h]
膳食纤维(g/d)	—	25~30(AI)	—	碘(μg/d)	85	120	—	600	维生素 B_6(mg/d)	1.2	1.4	—	60
总脂肪(%E)	—	—	20~30	锌(mg/d)	6.9	8.5	—	40	叶酸(μg DFE/d)[i]	320	400	—	1 000[j]
饱和脂肪酸(%E)	—	—	<10	硒(μg/d)	50	60	—	400	维生素 B_{12}(μg/d)	2.0	2.4	—	—
n-6 多不饱和脂肪酸(%E)	—	—	2.5~9.0	铜(mg/d)	0.60	0.8	—	8.0	泛酸(mg/d)	—	5.0(AI)	—	—
亚油酸(%E)	—	4.0(AI)	—	氟(mg/d)	—	1.5(AI)	—	3.5	生物素(μg/d)	—	40(AI)	—	—

续表

能量或营养素	EAR	RNI	AMDR/%E	营养素	EAR	RNI	PI	UL	营养素	EAR	RNI	PI	UL
n-3 多不饱和脂肪酸（%E）	—	—	0.5~2.0	铬（μg/d）	—	30（AI）	—	—	胆碱（mg/d）	—	380	—	3 000
α-亚麻酸（%E）	—	0.60（AI）		锰（mg/d）	—	4.0（AI）	—	11	维生素 C（mg/d）	85	100	200	2 000
DHA+EPA（g/d）	—	—	0.25~2.00[d]	钼（μg/d）	20	25	—	900					
水[k]（mL/d）		1 500[l]/2 700[m]											

注：EAR，estimated average requirement，平均需要量；RNI，recommended nutrients intakes，参考摄入量；AI，adequate intake，适宜摄入量；UL，tolerable upper intake level，可耐受最高摄入量，有些营养素未制定 UL，主要是因为研究资料不充分，并不表示过量摄入没有健康风险；AMDR，acceptable macronutrient distribution range，宏量营养素可接受范围；PI，proposed intakes for preventing non-communicable chronic disease，预防非传染性慢性病的建议摄入量；PAL，physical activity level，身体活动水平：Ⅰ=1.40（低强度），Ⅱ=1.70（中等强度），Ⅲ=2.00（高强度）。

a. EER，estimated engergy requirement，能量需要量；1 000kcal=4.184MJ，1MJ=239kcal。

b. 未制定参考值者用“—”表示。

c. %E 为占能量的百分比。

d. 单位为 g/d。

e. 维生素 A 的单位为视黄醇活性当量（RAE），1μg RAE= 膳食或补充剂来源全反式视黄醇（μg）+1/2 补充剂纯品全反式β-胡萝卜素（μg）+1/12 膳食全反式β-胡萝卜素（μg）+1/24 其他膳食维生素 A 类胡萝卜素（μg）；维生素 A 的 UL 不包括维生素 A 原类胡萝卜素 RAE，因此维生素 A 的 UL 数值单位使用 μg/d。

f. α-生育酚当量（α-TE），膳食中总α-TE 当量（mg）=1×α-生育酚（mg）+0.5×β-生育酚（mg）+0.1×γ-生育酚（mg）+0.02×δ-生育酚（mg）+0.3×α-三烯生育酚（mg）。

g. 烟酸当量（NE，mg）= 烟酸（mg）+1/60 色氨酸（mg）。

h. 烟酰胺，单位为 mg/d。

i. 膳食叶酸当量（DFE，μg）= 天然食物来源叶酸（μg）+1.7× 合成叶酸（μg）。

j. 指合成叶酸摄入量上限，不包括天然食物来源叶酸，单位为 μg/d。

k. 水的适宜摄入量：温和气候条件下，低强度身体活动水平时的饮水摄入量；在不同温湿度和/或不同强度身体活动水平时应进行相应调整。

l. 饮水量。

m. 水的总摄入量，包括食物中的水和饮水中的水。

表 6-13 中国 50~64 岁成年男性膳食营养素参考摄入量

能量或营养素	EAR	RNI	AMDR/%E	营养素	EAR	RNI	PI	UL	营养素	EAR	RNI	PI	UL
能量[a]（MJ/d）				钙（mg/d）	650	800	—	2 000	维生素 A（μg RAE/d）[e]	540	750	—	3 000
PAL（Ⅰ）		8.16[a]		磷（mg/d）	590	710	—	3 500	维生素 D（μg/d）	8	10	—	50
PAL（Ⅱ）		10.04[a]		钾（mg/d）	—	2 000（AI）	3 600	—	维生素 E（mg α-TE/d）[f]	—	14	—	700
PAL（Ⅲ）		11.72[a]		钠（mg/d）	—	1 500（AI）	≤2 000	—	维生素 K（μg/d）	—	80	—	—
蛋白质（g/d）	60	65	10~20	镁（mg/d）	270	320	—	—	维生素 B_1（mg/d）	1.2	1.4	—	—
总碳水化合物（%E）[c]	120[d]	—[b]	50~65	氯（mg/d）	—	2 300（AI）	—	—	维生素 B_2（mg/d）	1.2	1.4	—	—
添加糖			<10	铁（mg/d）	9	12	—	42	烟酸（mg NE/d）[g]	12	15	—	35/310[h]
膳食纤维（g/d）	—	25~30（AI）	—	碘（μg/d）	85	120	—	600	维生素 B_6（mg/d）	1.3	1.6	—	55
总脂肪（%E）	—	—	20~30	锌（mg/d）	10.1	12.0	—	40	叶酸（μg DFE/d）[i]	320	400	—	1 000[j]
饱和脂肪酸	—	—	<10	硒（μg/d）	50	60	—	400	维生素 B_{12}（μg/d）	2.0	2.4	—	—
n-6 多不饱和脂肪酸（%E）	—	—	2.5~9.0	铜（mg/d）	0.6	0.8	—	8.0	泛酸（mg/d）	—	5.0	—	—
亚油酸（%E）	—	4.0（AI）	—	氟（mg/d）	—	1.5（AI）	—	3.5	生物素（μg/d）	—	40	—	—

续表

能量或营养素	EAR	RNI	AMDR/%E	营养素	EAR	RNI	PI	UL	营养素	EAR	RNI	PI	UL
n-3 多不饱和脂肪酸（%E）	—	—	0.5~2.0	铬（μg/d）	—	30（AI）	—	—	胆碱（mg/d）	—	450	—	3 000
α-亚麻酸（%E）	—	0.60（AI）		锰（mg/d）	—	4.5（AI）	—	11	维生素 C（mg/d）	85	100	200	2 000
DHA+EPA（g/d）	—	—	0.25~2.00[d]	钼（μg/d）	20	25	—	900					
水[k]（mL/d）	1 700[l]/3 000[m]												

注：EAR，estimated average requirement，平均需要量；RNI，recommended nutrients intakes，参考摄入量；AI，adequate intake，适宜摄入量；UL，tolerable upper intake level，可耐受最高摄入量，有些营养素未制定 UL，主要是因为研究资料不充分，并不表示过量摄入没有健康风险；AMDR，acceptable macronutrient distribution range，宏量营养素可接受范围；PI，proposed intakes for preventing non-communicable chronic disease，预防非传染性慢性病的建议摄入量；PAL，physical activity level，身体活动水平：Ⅰ=1.40（低强度），Ⅱ=1.70（中等强度），Ⅲ=2.00（高强度）。

a. EER，estimated engergy requirement，能量需要量；1 000kcal=4.184MJ，1MJ=239kcal。

b. 未制定参考值者用“—”表示。

c. %E 为占能量的百分比。

d. 单位为 g/d。

e. 维生素A的单位为视黄醇活性当量（RAE），1μg RAE=膳食或补充剂来源全反式视黄醇（μg）+1/2 补充剂纯品全反式 β-胡萝卜素（μg）+1/12 膳食全反式 β-胡萝卜素（μg）+1/24 其他膳食维生素 A 类胡萝卜素（μg）；维生素 A 的 UL 不包括维生素 A 原类胡萝卜素 RAE，因此维生素 A 的 UL 数值单位使用 μg/d。

f. α-生育酚当量（α-TE），膳食中总 α-TE 当量（mg）=1×α-生育酚（mg）+0.5×β-生育酚（mg）+0.1×γ-生育酚（mg）+0.02×δ-生育酚（mg）+0.3×α-三烯生育酚（mg）。

g. 烟酸当量（NE，mg）= 烟酸（mg）+1/60 色氨酸（mg）。

h. 烟酰胺，单位为 mg/d。

i. 膳食叶酸当量（DFE，μg）= 天然食物来源叶酸（μg）+1.7×合成叶酸（μg）。

j. 指合成叶酸摄入量上限，不包括天然食物来源叶酸，单位为 μg/d。

k. 水的适宜摄入量：温和气候条件下，低强度身体活动水平时的饮水摄入量；在不同温湿度和/或不同强度身体活动水平时应进行相应调整。

l. 饮水量。

m. 水的总摄入量，包括食物中的水和饮水中的水。

表 6-14　中国 50~64 岁成年女性膳食营养素参考摄入量

能量或营养素	EAR	RNI	AMDR/%E	营养素	EAR	RNI	PI	UL	营养素	EAR	RNI	PI	UL
能量[a]（MJ/d）				钙（mg/d）	650	800	—	2 000	维生素 A（μg RAE/d）[g]	470	660	—	3 000
PAL（Ⅰ）		6.69[a]		磷（mg/d）	590	710	—	3 500	维生素 D（μg/d）	8	10	—	50
PAL（Ⅱ）		8.16[a]		钾（mg/d）	—	2 000（AI）	3 600	—	维生素 E（mg α-TE/d）[h]	—	14	—	700
PAL（Ⅲ）		9.62[a]		钠（mg/d）	—	1 500（AI）	≤2 000	—	维生素 K（μg/d）	—	80	—	—
蛋白质（g/d）	50	55	10~20	镁（mg/d）	270	320	—	—	维生素 B_1（mg/d）	1.0	1.2	—	—
总碳水化合物（%E）[c]	120[d]	—[b]	50~65	氯（mg/d）	—	2 300（AI）	—	—	维生素 B_2（mg/d）	1.0	1.2	—	—
添加糖	—	—	<10	铁（mg/d）	8[e] 12[f]	10[e] 18[f]	—	42	烟酸（mg NE/d）[i]	10	12	—	35/310[j]
膳食纤维（g/d）	—	25~30（AI）	—	碘（μg/d）	85	120	—	600	维生素 B_6（mg/d）	1.3	1.6	—	55
总脂肪（%E）	—	—	20~30	锌（mg/d）	6.9	8.5	—	40	叶酸（μg DFE/d）[k]	320	400	—	1 000[l]
饱和脂肪酸	—	—	<10	硒（μg/d）	50	60	—	400	维生素 B_{12}（μg/d）	2.0	2.4	—	—
n-6 多不饱和脂肪酸（%E）	—	—	2.5~9.0	铜（mg/d）	0.6	0.8	—	8.0	泛酸（mg/d）	—	5.0	—	—
亚油酸（%E）	—	4.0（AI）	—	氟（mg/d）	—	1.5（AI）	—	3.5	生物素（μg/d）	—	40	—	—

续表

能量或营养素	EAR	RNI	AMDR/%E	营养素	EAR	RNI	PI	UL	营养素	EAR	RNI	PI	UL
n-3 多不饱和脂肪酸（%E）	—	—	0.5~2.0	铬（μg/d）	—	25（AI）	—	—	胆碱（mg/d）	—	380	—	3 000
α-亚麻酸（%E）	—	0.60（AI）		锰（mg/d）	—	4.0（AI）	—	11	维生素 C（mg/d）	85	100	200	2 000
DHA+EPA（g/d）	—	—	0.25~2.00[d]	钼（μg/d）	20	25	—	900					
水[m]（mL/d）		1 500[n]/2 700[o]											

注：EAR，estimated average requirement，平均需要量；RNI，recommended nutrients intakes，参考摄入量；AI，adequate intake，适宜摄入量；UL，tolerable upper intake level，可耐受最高摄入量，有些营养素未制定 UL，主要是因为研究资料不充分，并不表示过量摄入没有健康风险；AMDR，acceptable macronutrient distribution range，宏量营养素可接受范围；PI，proposed intakes for preventing non-communicable chronic disease，预防非传染性慢性病的建议摄入量；PAL，physical activity level，身体活动水平：Ⅰ=1.40（低强度），Ⅱ=1.70（中等强度），Ⅲ=2.00（高强度）。

a. EER，estimated engergy requirement，能量需要量；1 000kcal=4.184MJ，1MJ=239kcal。

b. 未制定参考值者用“—”表示。

c. %E 为占能量的百分比。

d. 单位为 g/d。

e. 无月经；

f. 有月经；

g. 维生素A的单位为视黄醇活性当量（RAE），1μg RAE= 膳食或补充剂来源全反式视黄醇（μg）+1/2 补充剂纯品全反式β-胡萝卜素（μg）+1/12 膳食全反式 β-胡萝卜素（μg）+1/24 其他膳食维生素 A 类胡萝卜素（μg）；维生素 A 的 UL 不包括维生素 A 原类胡萝卜素 RAE，因此维生素 A 的 UL 数值单位使用 μg/d。

h. α-生育酚当量（α-TE），膳食中总α-TE 当量（mg）=1×α-生育酚（mg）+0.5×β-生育酚（mg）+0.1×γ-生育酚（mg）+0.02×δ-生育酚（mg）+0.3×α-三烯生育酚（mg）。

i. 烟酸当量（NE，mg）= 烟酸（mg）+1/60 色氨酸（mg）。

j. 烟酰胺，单位为 mg/d。

k. 膳食叶酸当量（DFE，μg）= 天然食物来源叶酸（μg）+1.7×合成叶酸（μg）。

l. 指合成叶酸摄入量上限，不包括天然食物来源叶酸，单位为 μg/d。

m. 水的适宜摄入量：温和气候条件下，低强度身体活动水平时的饮水摄入量；在不同温湿度和/或不同强度身体活动水平时应进行相应调整。

n. 饮水量。

o. 水的总摄入量，包括食物中的水和饮水中的水。

表 6-15　中国 18~49 岁孕期女性（孕早期）膳食营养素参考摄入量

能量或营养素	EAR	RNI	AMDR/%E	营养素	EAR	RNI	PI	UL	营养素	EAR	RNI	PI	UL
能量[a]（MJ/d）				钙（mg/d）	650	800	—	2 000	维生素 A（μg RAE/d）[f]	470	660	—	3 000
PAL（Ⅰ）		7.11[a]		磷（mg/d）	600	720	—	3 500	维生素 D（μg/d）	8	10	—	50
PAL（Ⅱ）		8.79[a]		钾（mg/d）	—	2 000（AI）	3 600	—	维生素 E（mg α-TE/d）[g]	—	14（AI）	—	700
PAL（Ⅲ）		10.25[a]		钠（mg/d）	—	1 500（AI）	≤2 000	—	维生素 K（μg/d）	—	80（AI）	—	—
蛋白质（g/d）	50	55	10~20	镁（mg/d）	300	370	—	—	维生素 B_1（mg/d）	1.0	1.2	—	—
总碳水化合物（%E）[c]	130[d]	—[b]	50~65	氯（mg/d）	—	2 300（AI）	—	—	维生素 B_2（mg/d）	1.0	1.2	—	—
添加糖（%E）	—	—	<10	铁（mg/d）	12	18	—	42	烟酸（mg NE/d）[h]	10	12	—	35/310[i]
膳食纤维（g/d）	—	25~30（AI）	—	碘（μg/d）	160	230	—	500	维生素 B_6（mg/d）	1.9	2.2	—	60
总脂肪（%E）	—	—	20~30	锌（mg/d）	8.6	10.5	—	40	叶酸（μg DFE/d）[j]	520	600	—	1 000[k]
饱和脂肪酸（%E）	—	—	<10	硒（μg/d）	54	65	—	400	维生素 B_{12}（μg/d）	2.4	2.9	—	—
n-6 多不饱和脂肪酸（%E）	—	—	2.5~9.0	铜（mg/d）	0.72	0.9	—	8.0	泛酸（mg/d）	—	6.0（AI）	—	—
亚油酸（%E）	—	4.0（AI）	—	氟（mg/d）	—	1.5（AI）	—	3.5	生物素（μg/d）	—	50（AI）	—	—
n-3 多不饱和脂肪酸（%E）	—	—	0.5~2.0	铬（μg/d）	—	30（AI）	—	—	胆碱（mg/d）	—	460（AI）	—	3 000

续表

能量或营养素	EAR	RNI	AMDR/%E	营养素	EAR	RNI	PI	UL	营养素	EAR	RNI	PI	UL
α-亚麻酸（%E）	—	0.60（AI）	—	锰（mg/d）	—	4.0（AI）	—	11	维生素 C（mg/d）	85	100	200	2 000
DHA+EPA（g/d）	—	0.25（0.2[e]）（AI）	—	钼（μg/d）	20	25	—	900					
水[l]（mL/d）		1 500[m]/2 700[n]											

注：EAR，estimated average requirement，平均需要量；RNI，recommended nutrients intakes，参考摄入量；AI，adequate intake，适宜摄入量；UL，tolerable upper intake level，可耐受最高摄入量，有些营养素未制定 UL，主要是因为研究资料不充分，并不表示过量摄入没有健康风险；AMDR，acceptable macronutrient distribution range，宏量营养素可接受范围；PI，proposed intakes for preventing non-communicable chronic disease，预防非传染性慢性病的建议摄入量；PAL，physical activity level，身体活动水平：Ⅰ=1.40（低强度），Ⅱ=1.70（中等强度），Ⅲ=2.00（高强度）。

a. EER，estimated engergy requirement，能量需要量；1 000kcal=4.184MJ，1MJ=239kcal。

b. 未制定参考值者用“—”表示。

c. %E 为占能量的百分比。

d. 单位为 g/d。

e. DHA。

f. 维生素A的单位为视黄醇活性当量（RAE），1μg RAE=膳食或补充剂来源全反式视黄醇（μg）+1/2补充剂纯品全反式β-胡萝卜素（μg）+1/12 膳食全反式 β-胡萝卜素（μg）+1/24 其他膳食维生素 A 类胡萝卜素（μg）；维生素 A 的 UL 不包括维生素 A 原类胡萝卜素 RAE，因此维生素 A 的 UL 数值单位使用 μg/d。

g. α-生育酚当量（α-TE），膳食中总α-TE 当量（mg）=1 × α-生育酚（mg）+0.5 × β-生育酚（mg）+0.1 × γ-生育酚（mg）+0.02 × δ-生育酚（mg）+0.3 × α-三烯生育酚（mg）。

h. 烟酸当量（NE，mg）= 烟酸（mg）+1/60 色氨酸（mg）。

i. 烟酰胺，单位为 mg/d。

j. 膳食叶酸当量（DFE，μg）= 天然食物来源叶酸（μg）+1.7 × 合成叶酸（μg）。

k. 指合成叶酸摄入量上限，不包括天然食物来源叶酸，单位为 μg/d。

l. 水的适宜摄入量：温和气候条件下，低强度身体活动水平时的饮水摄入量；在不同温湿度和/或不同强度身体活动水平时应进行相应调整。

m. 饮水量。

n. 水的总摄入量，包括食物中的水和饮水中的水。

表 6-16　中国 18~49 岁孕期女性（孕中期）膳食营养素参考摄入量

能量或营养素	EAR	RNI	AMDR/%E	营养素	EAR	RNI	PI	UL	营养素	EAR	RNI	PI	UL
能量[a]（MJ/d）				钙（mg/d）	650	800	—	2 000	维生素 A（μg RAE/d）[f]	520	730	—	3 000
PAL（Ⅰ）		8.16[a]		磷（mg/d）	600	720	—	3 500	维生素 D（μg/d）	8	10	—	50
PAL（Ⅱ）		9.84[a]		钾（mg/d）	—	2 000（AI）	3 600	—	维生素 E（mg α-TE/d）[g]	—	14（AI）	—	700
PAL（Ⅲ）		11.30[a]		钠（mg/d）	—	1 500（AI）	≤2 000	—	维生素 K（μg/d）	—	80（AI）	—	—
蛋白质（g/d）	60	70	10~20	镁（mg/d）	300	370	—	—	维生素 B_1（mg/d）	1.1	1.4	—	—
总碳水化合物（%E）[c]	140[d]	—[b]	50~65	氯（mg/d）	—	2 300（AI）	—	—	维生素 B_2（mg/d）	1.1	1.3	—	—
添加糖（%E）	—	—	<10	铁（mg/d）	19	25	—	42	烟酸（mg NE/d）[h]	10	12	—	35/310[i]
膳食纤维（g/d）	—	29~34（AI）	—	碘（μg/d）	160	230	—	500	维生素 B_6（mg/d）	1.9	2.2	—	60
总脂肪（%E）	—	—	20~30	锌（mg/d）	8.6	10.5	—	40	叶酸（μg DFE/d）[j]	520	600	—	1 000[k]
饱和脂肪酸（%E）	—	—	<10	硒（μg/d）	54	65	—	400	维生素 B_{12}（μg/d）	2.4	2.9	—	—
n-6 多不饱和脂肪酸（%E）	—	—	2.5~9	铜（mg/d）	0.72	0.9	—	8.0	泛酸（mg/d）	—	6.0（AI）	—	—
亚油酸（%E）		4.0（AI）	—	氟（mg/d）	—	1.5（AI）	—	3.5	生物素（μg/d）	—	50（AI）	—	—
n-3 多不饱和脂肪酸（%E）	—	—	0.5~2.0	铬（μg/d）	—	33（AI）	—	—	胆碱（mg/d）	—	460（AI）	—	3 000

续表

能量或营养素	EAR	RNI	AMDR/%E	营养素	EAR	RNI	PI	UL	营养素	EAR	RNI	PI	UL
α-亚麻酸（%E）		0.60（AI）	—	锰（mg/d）	—	4.0（AI）	—	11	维生素 C（mg/d）	95	115	200	2 000
DHA+EPA（g/d）		0.25（0.2[e]）（AI）	—	钼（μg/d）	20	25	—	900					
水[l]（mL/d）		1 700[m]/3 000[n]											

注：EAR，estimated average requirement，平均需要量；RNI，recommended nutrients intakes，参考摄入量；AI，adequate intake，适宜摄入量；UL，tolerable upper intake level，可耐受最高摄入量，有些营养素未制定 UL，主要是因为研究资料不充分，并不表示过量摄入没有健康风险；AMDR，acceptable macronutrient distribution range，宏量营养素可接受范围；PI，proposed intakes for preventing non-communicable chronic disease，预防非传染性慢性病的建议摄入量；PAL，physical activity level，身体活动水平：Ⅰ=1.40（低强度），Ⅱ=1.70（中等强度），Ⅲ=2.00（高强度）。

a. EER，estimated engergy requirement，能量需要量；1 000kcal=4.184MJ，1MJ=239kcal。

b. 未制定参考值者用“—”表示。

c. %E 为占能量的百分比。

d. 单位为 g/d。

e. DHA。

f. 维生素 A 的单位为视黄醇活性当量（RAE），1μg RAE=膳食或补充剂来源全反式视黄醇（μg）+1/2 补充剂纯品全反式 β-胡萝卜素（μg）+1/12 膳食全反式 β-胡萝卜素（μg）+1/24 其他膳食维生素 A 类胡萝卜素（μg）；维生素 A 的 UL 不包括维生素 A 原类胡萝卜素 RAE，因此维生素 A 的 UL 数值单位使用 μg/d。

g. α-生育酚当量（α-TE），膳食中总 α-TE 当量（mg）=1 × α-生育酚（mg）+0.5 × β-生育酚（mg）+0.1 × γ-生育酚（mg）+0.02 × δ-生育酚（mg）+0.3 × α-三烯生育酚（mg）。

h. 烟酸当量（NE，mg）= 烟酸（mg）+1/60 色氨酸（mg）。

i. 烟酰胺，单位为 mg/d。

j. 膳食叶酸当量（DFE，μg）= 天然食物来源叶酸（μg）+1.7 × 合成叶酸（μg）。

k. 指合成叶酸摄入量上限，不包括天然食物来源叶酸，单位为 μg/d。

l. 水的适宜摄入量：温和气候条件下，低强度身体活动水平时的饮水摄入量；在不同温湿度和/或不同强度身体活动水平时应进行相应调整。

m. 饮水量。

n. 水的总摄入量，包括食物中的水和饮水中的水。

表 6-17　中国 18~49 岁孕期女性（孕晚期）膳食营养素参考摄入量

能量或营养素	EAR	RNI	AMDR/%E	营养素	EAR	RNI	PI	UL	营养素	EAR	RNI	PI	UL
能量[a]（MJ/d）				钙（mg/d）	650	800	—	2 000	维生素 A（μg RAE/d）[f]	520	730	—	3 000
PAL（Ⅰ）		8.78[a]		磷（mg/d）	600	720	—	3 500	维生素 D（μg/d）	8	10	—	50
PAL（Ⅱ）		10.46[a]		钾（mg/d）	—	2 000（AI）	3 600	—	维生素 E（mg α-TE/d）[g]	—	14（AI）	—	700
PAL（Ⅲ）		11.92[a]		钠（mg/d）	—	1 500（AI）	≤2 000	—	维生素 K（μg/d）	—	80（AI）	—	—
蛋白质（g/d）	75	85	10~20	镁（mg/d）	300	370	—	—	维生素 B_1（mg/d）	1.2	1.5	—	—
总碳水化合物（%E）[c]	155[d]	—[b]	50~65	氯（mg/d）	—	2 300（AI）	—	—	维生素 B_2（mg/d）	1.2	1.4	—	—
添加糖（%E）	—	—	<10	铁（mg/d）	22	29	—	42	烟酸（mg NE/d）[h]	10	12	—	35/310[i]
膳食纤维（g/d）	—	29~34（AI）	—	碘（μg/d）	160	230	—	500	维生素 B_6（mg/d）	1.9	2.2	—	60
总脂肪（%E）	—	—	20~30	锌（mg/d）	8.6	10.5	—	40	叶酸（μg DFE/d）[j]	520	600	—	1 000[k]
饱和脂肪酸（%E）	—	—	<10	硒（μg/d）	54	65	—	400	维生素 B_{12}（μg/d）	2.4	2.9	—	—
n-6 多不饱和脂肪酸（%E）	—	—	2.5~9	铜（mg/d）	0.72	0.9	—	8.0	泛酸（mg/d）	—	6.0（AI）	—	—
亚油酸（%E）		4.0（AI）	—	氟（mg/d）	—	1.5（AI）	—	3.5	生物素（μg/d）	—	50（AI）	—	—
n-3 多不饱和脂肪酸（%E）	—	—	0.5~2.0	铬（μg/d）	—	35（AI）	—	—	胆碱（mg/d）	—	460（AI）	—	3 000

续表

能量或营养素	EAR	RNI	AMDR/%E	营养素	EAR	RNI	PI	UL	营养素	EAR	RNI	PI	UL
α-亚麻酸（%E）		0.60（AI）	—	锰（mg/d）	—	4.0（AI）	—	11	维生素 C（mg/d）	95	115	200	2 000
DHA+EPA（g/d）		0.25（0.2[e]）（AI）	—	钼（μg/d）	20	25	—	900					
水[l]（mL/d）		1 700[m]/3 000[n]											

注：EAR，estimated average requirement，平均需要量；RNI，recommended nutrients intakes，参考摄入量；AI，adequate intake，适宜摄入量；UL，tolerable upper intake level，可耐受最高摄入量，有些营养素未制定 UL，主要是因为研究资料不充分，并不表示过量摄入没有健康风险；AMDR，acceptable macronutrient distribution range，宏量营养素可接受范围；PI，proposed intakes for preventing non-communicable chronic disease，预防非传染性慢性病的建议摄入量；PAL，physical activity level，身体活动水平：Ⅰ=1.40（低强度），Ⅱ=1.70（中等强度），Ⅲ=2.00（高强度）。

a. EER，estimated engergy requirement，能量需要量；1 000kcal=4.184MJ，1MJ=239kcal。

b. 未制定参考值者用“—”表示。

c. %E 为占能量的百分比。

d. 单位为 g/d。

e. DHA。

f. 维生素A的单位为视黄醇活性当量（RAE），1μg RAE=膳食或补充剂来源全反式视黄醇（μg）+1/2补充剂纯品全反式β-胡萝卜素（μg）+1/12 膳食全反式 β-胡萝卜素（μg）+1/24 其他膳食维生素 A 类胡萝卜素（μg）；维生素 A 的 UL 不包括维生素 A 原类胡萝卜素 RAE，因此维生素 A 的 UL 数值单位使用 μg/d。

g. α-生育酚当量（α-TE），膳食中总α-TE 当量（mg）=1 × α-生育酚（mg）+0.5 × β-生育酚（mg）+0.1 × γ-生育酚（mg）+0.02 × δ-生育酚（mg）+0.3 × α-三烯生育酚（mg）。

h. 烟酸当量（NE，mg）= 烟酸（mg）+1/60 色氨酸（mg）。

i. 烟酰胺，单位为 mg/d。

j. 膳食叶酸当量（DFE，μg）= 天然食物来源叶酸（μg）+1.7 × 合成叶酸（μg）。

k. 指合成叶酸摄入量上限，不包括天然食物来源叶酸，单位为 μg/d。

l. 水的适宜摄入量：温和气候条件下，低强度身体活动水平时的饮水摄入量；在不同温湿度和/或不同强度身体活动水平时应进行相应调整。

m. 饮水量。

n. 水的总摄入量，包括食物中的水和饮水中的水。

表 6-18 中国 18~49 岁哺乳期女性膳食营养素参考摄入量

能量或营养素	EAR	RNI	AMDR/%E	营养素	EAR	RNI	PI	UL	营养素	EAR	RNI	PI	UL
能量[a](MJ/d)				钙(mg/d)	650	800	—	2 000	维生素 A (μg RAE/d)[f]	870	1 260	—	3 000
PAL(Ⅰ)		8.78[a]		磷(mg/d)	600	720	—	3 500	维生素 D(μg/d)	8	10	—	50
PAL(Ⅱ)		10.46[a]		钾(mg/d)	—	2 400 (AI)	3 600	—	维生素 E (mg α-TE/d)[g]	—	17(AI)	—	700
PAL(Ⅲ)		11.92[a]		钠(mg/d)	—	1 500 (AI)	≤2 000	—	维生素 K(μg/d)	—	85(AI)	—	—
蛋白质(g/d)	70	80	10~20	镁(mg/d)	270	330	—	—	维生素 B_1(mg/d)	1.2	1.5	—	—
总碳水化合物(%E)[c]	170[d]	—[b]	50~65	氯(mg/d)	—	2 300 (AI)	—	—	维生素 B_2(mg/d)	1.4	1.7	—	—
添加糖(%E)	—	—	<10	铁(mg/d)	18	24	—	42	烟酸(mg NE/d)[h]	13	16	—	35/310[i]
膳食纤维(g/d)	—	29~34(AI)	—	碘(μg/d)	170	240	—	500	维生素 B_6(mg/d)	1.4	1.7	—	60
总脂肪(%E)	—	—	20~30	锌(mg/d)	11	13.0	—	40	叶酸(μg DFE/d)[j]	450	550	—	1 000[k]
饱和脂肪酸(%E)	—	—	<10	硒(μg/d)	65	78	—	400	维生素 B_{12}(μg/d)	2.6	3.2	—	—
n-6 多不饱和脂肪酸(%E)	—	—	2.5~9	铜(mg/d)	1.12	1.5	—	8	泛酸(mg/d)	—	7.0(AI)	—	—
亚油酸(%E)		4.0(AI)	—	氟(mg/d)	—	1.5(AI)	—	3.5	生物素(μg/d)	—	50(AI)	—	—
n-3 多不饱和脂肪酸(%E)	—	—	0.5~2.0	铬(μg/d)	—	35(AI)	—	—	胆碱(mg/d)	—	500(AI)	—	3 000

续表

能量或营养素	EAR	RNI	AMDR/%E	营养素	EAR	RNI	PI	UL	营养素	EAR	RNI	PI	UL
α-亚麻酸（%E）		0.60（AI）	—	锰（mg/d）	—	4.2（AI）	—	11	维生素 C（mg/d）	125	150	200	2 000
DHA+EPA（g/d）		0.25（0.20[e]）（AI）	—	钼（μg/d）	24	30	—	900					
水[l]（mL/d）		2 100[m]/3 800[n]											

注：EAR，estimated average requirement，平均需要量；RNI，recommended nutrients intakes，参考摄入量；AI，adequate intake，适宜摄入量；UL，tolerable upper intake level，可耐受最高摄入量，有些营养素未制定 UL，主要是因为研究资料不充分，并不表示过量摄入没有健康风险；AMDR，acceptable macronutrient distribution range，宏量营养素可接受范围；PI，proposed intakes for preventing non-communicable chronic disease，预防非传染性慢性病的建议摄入量；PAL，physical activity level，身体活动水平：Ⅰ=1.40（低强度），Ⅱ=1.70（中等强度），Ⅲ=2.00（高强度）。

a. EER，estimated engergy requirement，能量需要量；1 000kcal=4.184MJ，1MJ=239kcal。

b. 未制定参考值者用“—”表示。

c. %E 为占能量的百分比。

d. 单位为 g/d。

e. DHA。

f. 维生素A的单位为视黄醇活性当量（RAE），1μg RAE=膳食或补充剂来源全反式视黄醇（μg）+1/2 补充剂纯品全反式β-胡萝卜素（μg）+1/12 膳食全反式 β-胡萝卜素（μg）+1/24 其他膳食维生素 A 类胡萝卜素（μg）；维生素 A 的 UL 不包括维生素 A 原类胡萝卜素 RAE，因此维生素 A 的 UL 数值单位使用 μg/d。

g. α-生育酚当量（α-TE），膳食中总α-TE 当量（mg）=1×α-生育酚（mg）+0.5×β-生育酚（mg）+0.1×γ-生育酚（mg）+0.02×δ-生育酚（mg）+0.3×α-三烯生育酚（mg）。

h. 烟酸当量（NE，mg）= 烟酸（mg）+1/60 色氨酸（mg）。

i. 烟酰胺，单位为 mg/d。

j. 膳食叶酸当量（DFE，μg）= 天然食物来源叶酸（μg）+1.7×合成叶酸（μg）。

k. 指合成叶酸摄入量上限，不包括天然食物来源叶酸，单位为 μg/d。

l. 水的适宜摄入量：温和气候条件下，低强度身体活动水平时的饮水摄入量；在不同温湿度和/或不同强度身体活动水平时应进行相应调整。

m. 饮水量。

n. 水的总摄入量，包括食物中的水和饮水中的水。

表 6-19 中国 65~74 岁老年男性膳食营养素参考摄入量

能量或营养素	EAR	RNI	AMDR/%E	营养素	EAR	RNI	PI	UL	营养素	EAR	RNI	PI	UL
能量[a]（MJ/d）				钙（mg/d）	650	800	—	2 000	维生素 A（μg RAE/d）[d]	520	730	—	3 000
PAL（Ⅰ）		7.95[a]		磷（mg/d）	570	680	—	3 000	维生素 D（μg/d）	8	15	—	50
PAL（Ⅱ）		9.62[a]		钾（mg/d）	—	2 000（AI）	3 600	—	维生素 E（mg α-TE/d）[e]	—	14（AI）	—	700
PAL（Ⅲ）		—		钠（mg/d）	—	1 400（AI）	≤1 900	—	维生素 K（μg/d）	—	80（AI）	—	—
蛋白质（g/d）	60	72	15~20	镁（mg/d）	260	310	—	—	维生素 B_1（mg/d）	1.2	1.4	—	—
总碳水化合物（%E）[c]	120[d]	—[b]	50~65	氯（mg/d）	—	2 200（AI）	—	—	维生素 B_2（mg/d）	1.2	1.4	—	—
添加糖	—	—	<10	铁（mg/d）	9	12	—	42	烟酸（mg NE/d）[f]	12	15	—	35/300[g]
膳食纤维（g/d）	—	25~30（AI）	—	碘（μg/d）	85	120	—	600	维生素 B_6（mg/d）	1.3	1.6	—	55
总脂肪（%E）	—	—	20~30	锌（mg/d）	10.1	12.0	—	40	叶酸（μg DFE/d）[h]	320	400	—	1 000[i]
饱和脂肪酸	—	—	<10	硒（μg/d）	50	60	—	400	维生素 B_{12}（μg/d）	2.0	2.4	—	—
n-6 多不饱和脂肪酸（%E）	—	—	2.5~9.0	铜（mg/d）	0.58	0.8	—	8.0	泛酸（mg/d）	—	5.0（AI）	—	—
亚油酸（%E）	—	4.0（AI）	—	氟（mg/d）	—	1.5（AI）	—	3.5	生物素（μg/d）	—	40（AI）	—	—

续表

能量或营养素	EAR	RNI	AMDR/%E	营养素	EAR	RNI	PI	UL	营养素	EAR	RNI	PI	UL
n-3 多不饱和脂肪酸（%E）	—	—	0.5~2.0	铬（μg/d）	—	30（AI）	—	—	胆碱（mg/d）	—	450	—	3 000
α-亚麻酸（%E）	—	0.60（AI）	—	锰（mg/d）	—	4.5（AI）	—	11	维生素 C（mg/d）	85	100	200	2 000
DHA+EPA（g/d）	—	—	0.25~2.00[m]	钼（μg/d）	20	25	—	900					
水[j]（mL/d）		1 700[k]/3 000[l]											

注：EAR，estimated average requirement，平均需要量；RNI，recommended nutrients intakes，参考摄入量；AI，adequate intake，适宜摄入量；UL，tolerable upper intake level，可耐受最高摄入量，有些营养素未制定 UL，主要是因为研究资料不充分，并不表示过量摄入没有健康风险；AMDR，acceptable macronutrient distribution range，宏量营养素可接受范围；PI，proposed intakes for preventing non-communicable chronic disease，预防非传染性慢性病的建议摄入量；PAL，physical activity level，身体活动水平：Ⅰ=1.40（低强度），Ⅱ=1.70（中等强度），Ⅲ=2.00（高强度）。

a. EER，estimated engergy requirement，能量需要量；1 000kcal=4.184MJ，1MJ=239kcal。

b. 未制定参考值者用“—”表示。

c. %E 为占能量的百分比。

d. 维生素A的单位为视黄醇活性当量（RAE），1μg RAE=膳食或补充剂来源全反式视黄醇（μg）+1/2补充剂纯品全反式β-胡萝卜素（μg）+1/12 膳食全反式 β-胡萝卜素（μg）+1/24 其他膳食维生素 A 类胡萝卜素（μg）；维生素 A 的 UL 不包括维生素 A 原类胡萝卜素 RAE，因此维生素 A 的 UL 数值单位使用 μg/d。

e. α-生育酚当量（α-TE），膳食中总α-TE 当量（mg）=1 × α-生育酚（mg）+0.5 × β-生育酚（mg）+0.1 × γ-生育酚（mg）+0.02 × δ-生育酚（mg）+0.3 × α-三烯生育酚（mg）。

f. 烟酸当量（NE，mg）= 烟酸（mg）+1/60 色氨酸（mg）。

g. 烟酰胺，单位为 mg/d。

h. 膳食叶酸当量（DFE，μg）= 天然食物来源叶酸（μg）+1.7 × 合成叶酸（μg）。

i. 指合成叶酸摄入量上限，不包括天然食物来源叶酸，单位为 μg/d。

j. 水的适宜摄入量：温和气候条件下，低强度身体活动水平时的饮水摄入量；在不同温湿度和/或不同强度身体活动水平时应进行相应调整。

k. 饮水量。

l. 水的总摄入量，包括食物中的水和饮水中的水。

m. 单位为 g/d。

表 6-20 中国 65~74 岁老年女性膳食营养素参考摄入量

能量或营养素	EAR	RNI	AMDR/%E	营养素	EAR	RNI	PI	UL	营养素	EAR	RNI	PI	UL
能量[a]（MJ/d）				钙（mg/d）	650	800	—	2 000	维生素 A（μg RAE/d）[d]	460	640	—	3 000
PAL（Ⅰ）		6.49[a]		磷（mg/d）	570	680	—	3 000	维生素 D（μg/d）	8	15	—	50
PAL（Ⅱ）		7.74[a]		钾（mg/d）	—	2 000（AI）	3 600	—	维生素 E（mg α-TE/d）[e]	—	14（AI）	—	700
PAL（Ⅲ）		—		钠（mg/d）	—	1 400（AI）	≤1 900	—	维生素 K（μg/d）	—	80（AI）	—	—
蛋白质（g/d）	50	62	15~20	镁（mg/d）	260	310	—	—	维生素 B_1（mg/d）	1.0	1.2	—	—
总碳水化合物（%E）[c]	120[d]	—[b]	50~65	氯（mg/d）	—	2 200（AI）	—	—	维生素 B_2（mg/d）	1.0	1.2	—	—
添加糖	—	—	<10	铁（mg/d）	8	10	—	42	烟酸（mg NE/d）[f]	10	12	—	35/300[g]
膳食纤维（g/d）	—	25~30（AI）	—	碘（μg/d）	85	120	—	600	维生素 B_6（mg/d）	1.3	1.6	—	55
总脂肪（%E）	—	—	20~30	锌（mg/d）	6.9	8.5	—	40	叶酸（μg DFE/d）[h]	320	400	—	1 000[i]
饱和脂肪酸	—	—	<10	硒（μg/d）	50	60	—	400	维生素 B_{12}（μg/d）	2.0	2.4	—	—
n-6 多不饱和脂肪酸（%E）	—	—	2.5~9.0	铜（mg/d）	0.58	0.8	—	8.0	泛酸（mg/d）	—	5.0（AI）	—	—
亚油酸（%E）	—	4.0（AI）	—	氟（mg/d）	—	1.5（AI）	—	3.5	生物素（μg/d）	—	40（AI）	—	—

续表

能量或营养素	EAR	RNI	AMDR/%E	营养素	EAR	RNI	PI	UL	营养素	EAR	RNI	PI	UL
n-3 多不饱和脂肪酸（%E）	—	—	0.5~2.0	铬（μg/d）	—	25（AI）	—	—	胆碱（mg/d）	—	380	—	3 000
α-亚麻酸（%E）	—	0.60（AI）	—	锰（mg/d）	—	4.0（AI）	—	11	维生素 C（mg/d）	85	100	200	2 000
DHA+EPA（g/d）	—	—	0.25~2.00[m]	钼（μg/d）	20	25	—	900					
水[j]（mL/d）		1 500[k]/2 700[l]											

注：EAR，estimated average requirement，平均需要量；RNI，recommended nutrients intakes，参考摄入量；AI，adequate intake，适宜摄入量；UL，tolerable upper intake level，可耐受最高摄入量，有些营养素未制定 UL，主要是因为研究资料不充分，并不表示过量摄入没有健康风险；AMDR，acceptable macronutrient distribution range，宏量营养素可接受范围；PI，proposed intakes for preventing non-communicable chronic disease，预防非传染性慢性病的建议摄入量；PAL，physical activity level，身体活动水平：Ⅰ=1.40（低强度），Ⅱ=1.70（中等强度），Ⅲ=2.00（高强度）。

a. EER，estimated engergy requirement，能量需要量；1 000kcal=4.184MJ，1MJ=239kcal。

b. 未制定参考值者用"—"表示。

c. %E 为占能量的百分比。

d. 维生素A的单位为视黄醇活性当量（RAE），1μg RAE=膳食或补充剂来源全反式视黄醇（μg）+1/2补充剂纯品全反式β-胡萝卜素（μg）+1/12 膳食全反式 β-胡萝卜素（μg）+1/24 其他膳食维生素 A 类胡萝卜素（μg）；维生素 A 的 UL 不包括维生素 A 原类胡萝卜素 RAE，因此维生素 A 的 UL 数值单位使用 μg/d。

e. α-生育酚当量（α-TE），膳食中总α-TE 当量（mg）= 1 × α-生育酚（mg）+0.5 × β-生育酚（mg）+0.1 × γ-生育酚（mg）+0.02 × δ-生育酚（mg）+0.3 × α-三烯生育酚（mg）。

f. 烟酸当量（NE，mg）= 烟酸（mg）+1/60 色氨酸（mg）。

g. 烟酰胺，单位为 mg/d。

h. 膳食叶酸当量（DFE，μg）= 天然食物来源叶酸（μg）+1.7 × 合成叶酸（μg）。

i. 指合成叶酸摄入量上限，不包括天然食物来源叶酸，单位为 μg/d。

j. 水的适宜摄入量：温和气候条件下，低强度身体活动水平时的饮水摄入量；在不同温湿度和/或不同强度身体活动水平时应进行相应调整。

k. 饮水量。

l. 水的总摄入量，包括食物中的水和饮水中的水。

m. 单位为 g/d。

表 6-21　中国 75 岁及以上老年男性膳食营养素参考摄入量

能量或营养素	EAR	RNI	AMDR/%E	营养素	EAR	RNI	PI	UL	营养素	EAR	RNI	PI	UL
能量[a]（MJ/d）				钙（mg/d）	650	800	—	2 000	维生素 A（μg RAE/d）[d]	500	710	—	3 000
PAL（Ⅰ）		7.53[a]		磷（mg/d）	570	680	—	3 000	维生素 D（μg/d）	8	15	—	50
PAL（Ⅱ）		9.20[a]		钾（mg/d）	—	2 000（AI）	3 600	—	维生素 E（mg α-TE/d）[e]	—	14（AI）	—	700
PAL（Ⅲ）		—		钠（mg/d）	—	1 400（AI）	≤1 800	—	维生素 K（μg/d）	—	80（AI）	—	—
蛋白质（g/d）	60	72	15~20	镁（mg/d）	250	300	—	—	维生素 B_1（mg/d）	1.2	1.4	—	—
总碳水化合物（%E）[c]	120[d]	—[b]	50~65	氯（mg/d）	—	2 200（AI）	—	—	维生素 B_2（mg/d）	1.2	1.4	—	—
添加糖	—	—	<10	铁（mg/d）	9	12	—	42	烟酸（mg NE/d）[f]	12	15	—	35/290[g]
膳食纤维（g/d）	—	25~30（AI）	—	碘（μg/d）	85	120	—	600	维生素 B_6（mg/d）	1.3	1.6	—	55
总脂肪（%E）	—	—	20~30	锌（mg/d）	10.1	12.0	—	40	叶酸（μg DFE/d）[h]	320	400	—	1 000[i]
饱和脂肪酸	—	—	<10	硒（μg/d）	50	60	—	400	维生素 B_{12}（μg/d）	2.0	2.4	—	—
n-6 多不饱和脂肪酸（%E）	—	—	2.5~9.0	铜（mg/d）	0.57	0.7	—	8.0	泛酸（mg/d）	—	5.0（AI）	—	—
亚油酸（%E）	—	4.0（AI）	—	氟（mg/d）	—	1.5（AI）	—	3.5	生物素（μg/d）	—	40（AI）	—	—
n-3 多不饱和脂肪酸（%E）	—	—	0.5~2.0	铬（μg/d）	—	30（AI）	—	—	胆碱（mg/d）	—	450	—	3 000

续表

能量或营养素	EAR	RNI	AMDR/%E	营养素	EAR	RNI	PI	UL	营养素	EAR	RNI	PI	UL
α-亚麻酸（%E）	—	0.60（AI）	—	锰（mg/d）	—	4.5（AI）	—	11	维生素 C（mg/d）	85	100	200	2 000
DHA+EPA（g/d）	—	—	0.25~2.00[m]	钼（μg/d）	20	25	—	900					
水[j]（mL/d）		1 700[k]/3 000[l]											

注：EAR，estimated average requirement，平均需要量；RNI，recommended nutrients intakes，参考摄入量；AI，adequate intake，适宜摄入量；UL，tolerable upper intake level，可耐受最高摄入量，有些营养素未制定 UL，主要是因为研究资料不充分，并不表示过量摄入没有健康风险；AMDR，acceptable macronutrient distribution range，宏量营养素可接受范围；PI，proposed intakes for preventing non-communicable chronic disease，预防非传染性慢性病的建议摄入量；PAL，physical activity level，身体活动水平：Ⅰ=1.40（低强度），Ⅱ=1.70（中等强度）。

a. EER，estimated engergy requirement，能量需要量；1 000kcal=4.184MJ，1MJ=239kcal。

b. 未制定参考值者用“—”表示。

c. %E 为占能量的百分比。

d. 维生素A的单位为视黄醇活性当量（RAE），1μg RAE=膳食或补充剂来源全反式视黄醇（μg）+1/2补充剂纯品全反式β-胡萝卜素（μg）+1/12 膳食全反式 β-胡萝卜素（μg）+1/24 其他膳食维生素 A 类胡萝卜素（μg）；维生素 A 的 UL 不包括维生素 A 原类胡萝卜素 RAE，因此维生素 A 的 UL 数值单位使用 μg/d。

e. α-生育酚当量（α-TE），膳食中总α-TE 当量（mg）=1 × α-生育酚（mg）+0.5 × β-生育酚（mg）+0.1 × γ-生育酚（mg）+0.02 × δ-生育酚（mg）+0.3 × α-三烯生育酚（mg）。

f. 烟酸当量（NE，mg）= 烟酸（mg）+1/60 色氨酸（mg）。

g. 烟酰胺，单位为 mg/d。

h. 膳食叶酸当量（DFE，μg）= 天然食物来源叶酸（μg）+1.7 × 合成叶酸（μg）。

i. 指合成叶酸摄入量上限，不包括天然食物来源叶酸，单位为 μg/d。

j. 水的适宜摄入量：温和气候条件下，低强度身体活动水平时的饮水摄入量；在不同温湿度和/或不同强度身体活动水平时应进行相应调整。

k. 饮水量。

l. 水的总摄入量，包括食物中的水和饮水中的水。

m. 单位为 g/d。

表 6-22　中国 75 岁及以上老年女性膳食营养素参考摄入量

能量或营养素	EAR	RNI	AMDR/%E	营养素	EAR	RNI	PI	UL	营养素	EAR	RNI	PI	UL
能量[a]（MJ/d）				钙（mg/d）	650	800	—	2 000	维生素 A（μg RAE/d）[d]	430	600	—	3 000
PAL（Ⅰ）		6.28[a]		磷（mg/d）	570	680	—	3 000	维生素 D（μg/d）	8	15	—	50
PAL（Ⅱ）		7.32[a]		钾（mg/d）	—	2 000（AI）	3 600	—	维生素 E（mg α-TE/d）[e]	—	14（AI）	—	700
PAL（Ⅲ）		—		钠（mg/d）	—	1 400（AI）	≤1 800	—	维生素 K（μg/d）	—	80（AI）	—	—
蛋白质（g/d）	50	62	15~20	镁（mg/d）	250	300	—	—	维生素 B_1（mg/d）	1.0	1.2	—	—
总碳水化合物（%E）[c]	120[d]	—[b]	50~65	氯（mg/d）	—	2 200（AI）	—	—	维生素 B_2（mg/d）	1.0	1.2	—	—
添加糖	—	—	<10	铁（mg/d）	8	10	—	42	烟酸（mg NE/d）[f]	10	12	—	35/290[g]
膳食纤维（g/d）	—	25~30（AI）	—	碘（μg/d）	85	120	—	600	维生素 B_6（mg/d）	1.3	1.6	—	55
总脂肪（%E）	—	—	20~30	锌（mg/d）	6.9	8.5	—	40	叶酸（μg DFE/d）[h]	320	400	—	1 000[i]
饱和脂肪酸	—	—	<10	硒（μg/d）	50	60	—	400	维生素 B_{12}（μg/d）	2.0	2.4	—	—
n-6 多不饱和脂肪酸（%E）	—	—	2.5~9.0	铜（mg/d）	0.57	0.7	—	8.0	泛酸（mg/d）	—	5.0（AI）	—	—
亚油酸（%E）	—	4.0（AI）	—	氟（mg/d）	—	1.5（AI）	—	3.5	生物素（μg/d）	—	40（AI）	—	—
n-3 多不饱和脂肪酸（%E）	—	—	0.5~2.0	铬（μg/d）	—	25（AI）	—	—	胆碱（mg/d）	—	380	—	3 000

续表

能量或营养素	EAR	RNI	AMDR/%E	营养素	EAR	RNI	PI	UL	营养素	EAR	RNI	PI	UL
α-亚麻酸(%E)	—	0.60(AI)	—	锰(mg/d)	—	4.0(AI)	—	11	维生素C(mg/d)	85	100	200	2 000
DHA+EPA(g/d)	—	—	0.25~2.00[m]	钼(μg/d)	20	25	—	900					
水[j](mL/d)		1 500[k]/2 700[l]											

注:EAR,estimated average requirement,平均需要量;RNI,recommended nutrients intakes,参考摄入量;AI,adequate intake,适宜摄入量;UL,tolerable upper intake level,可耐受最高摄入量,有些营养素未制定UL,主要是因为研究资料不充分,并不表示过量摄入没有健康风险;AMDR,acceptable macronutrient distribution range,宏量营养素可接受范围;PI,proposed intakes for preventing non-communicable chronic disease,预防非传染性慢性病的建议摄入量;PAL,physical activity level,身体活动水平:Ⅰ=1.40(低强度),Ⅱ=1.70(中等强度)。

a. EER,estimated engergy requirement,能量需要量;1 000kcal=4.184MJ,1MJ=239kcal。

b. 未制定参考值者用“—”表示。

c. %E为占能量的百分比。

d. 维生素A的单位为视黄醇活性当量(RAE),1μg RAE=膳食或补充剂来源全反式视黄醇(μg)+1/2补充剂纯品全反式β-胡萝卜素(μg)+1/12膳食全反式β-胡萝卜素(μg)+1/24其他膳食维生素A类胡萝卜素(μg);维生素A的UL不包括维生素A原类胡萝卜素RAE,因此维生素A的UL数值单位使用μg/d。

e. α-生育酚当量(α-TE),膳食中总α-TE当量(mg)=1×α-生育酚(mg)+0.5×β-生育酚(mg)+0.1×γ-生育酚(mg)+0.02×δ-生育酚(mg)+0.3×α-三烯生育酚(mg)。

f. 烟酸当量(NE,mg)=烟酸(mg)+1/60色氨酸(mg)。

g. 烟酰胺,单位为mg/d。

h. 膳食叶酸当量(DFE,μg)=天然食物来源叶酸(μg)+1.7×合成叶酸(μg)。

i. 指合成叶酸摄入量上限,不包括天然食物来源叶酸,单位为μg/d。

j. 水的适宜摄入量:温和气候条件下,低强度身体活动水平时的饮水摄入量;在不同温湿度和/或不同强度身体活动水平时应进行相应调整。

k. 饮水量。

l. 水的总摄入量,包括食物中的水和饮水中的水。

m. 单位为g/d。